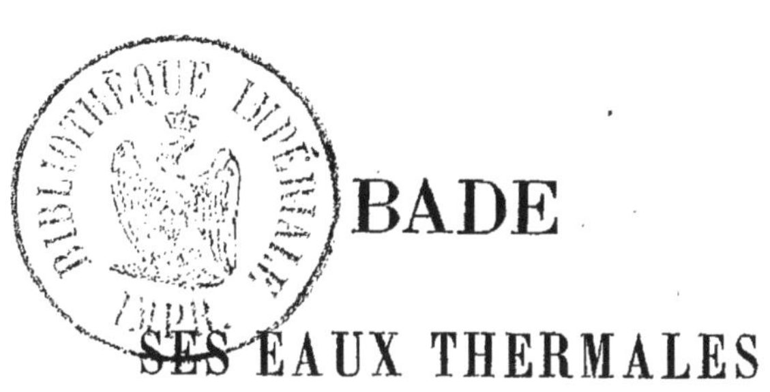

BADE

SES EAUX THERMALES

ET

LEURS VERTUS CURATIVES

BADE

SES EAUX THERMALES

CHLORURÉES SODIQUES

ET

LEURS VERTUS CURATIVES

PAR

I. SEELIGMANN

DOCTEUR EN MÉDECINE DE LA FACULTÉ DE PARIS
MÉDECIN AUX EAUX DE BADE.

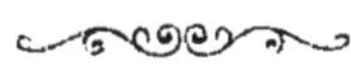

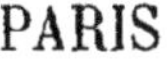

PARIS

J. B. BAILLIÈRE ET FILS

LIBRAIRES DE L'ACADÉMIE IMPÉRIALE DE MÉDECINE, RUE HAUTEFEUILLE, 19.

LONDRES   NEW-YORK

HIPPOLYTE BAILLIÈRE.   BAILLIÈRE BROTHERS.

1867.

AVANT-PROPOS.

———

Il existe déjà bon nombre de travaux français sur
Bade; mais ces publications, remarquables à certains
égards, sont fort sobres de considérations sur la médication thermale et spécialement sur le mode d'action
des eaux. Pourtant c'est un point essentiel, pour bien
comprendre les effets curatifs d'une eau minérale, que
de se rendre compte de la manière dont s'exercent les
propriétés actives des diverses substances qui la constituent. Aussi l'étude des rapports que l'on suppose
s'établir entre ces substances et les éléments divers
qu'elles rencontrent dans l'organisme vivant, a-t-elle de
tout temps exercé la sagacité des hydrologues. La plupart d'entre eux, humoristes zélés, n'hésitèrent pas à
rapporter les effets des bains minéraux à l'absorption
par la peau des principes contenus dans l'eau. Cette
théorie est devenue inadmissible depuis qu'il a été
constaté en fait que l'épiderme n'est point traversé par
les substances étrangères. Il a donc fallu remettre la

question à l'étude, et après une suite d'explications insuffisantes, vainement tentées par quelques esprits hardis, la physiologie thérapeutico-minérale, substituant le raisonnement et les expériences à un empirisme étroit, nous en a donné la solution d'une manière aussi rationnelle que satisfaisante.

Ce sont avant tout ces conquêtes de la physiologie moderne et leur application à l'étude des phénomènes produits par nos eaux, que nous nous proposons d'exposer dans ce travail. Son but principal est de faire justement apprécier en France les trésors hydrologiques que renferme la petite vallée de l'Oos. Nous démontrerons que les eaux thermales de Bade, si appréciées déjà au temps de la domination romaine, méritent de tous points leur ancienne réputation, et que le développement donné au luxe et à tous les divertissements mondains, qui ont fait de cette station le rendez-vous des heureux du jour, ne doit point faire perdre de vue ses richesses naturelles, qui déjà sous Alexandre Sévère avaient élevé la ville au rang de.cité (*civitas aurelia aquensis*).

Nous avons suivi dans cet ouvrage l'ordre adopté généralement dans les publications de ce genre. En tête nous avons placé quelques notions topographiques et climatologiques donnant une idée de l'heureuse exposition de la ville de Bade. A ces détails se joint un aperçu rapide de la constitution géologique des terrains qui fournissent les eaux minérales et un tableau synoptique qui indique la composition des différentes sources d'après les dernières analyses de M. Bunsen.

La partie médicale proprement dite comprend tout ce qui a rapport aux eaux considérées dans leur action sur l'organisme. Nous avons donné le plus grand développement à l'étude des phénomènes produits par les eaux selon leurs divers modes d'administration, en boisson, en bains et en vapeurs, expliquant, d'après l'opinion généralement reçue, leur action dans l'emploi balnéaire, par la théorie de l'irritation réflexe. Les indications auxquelles, suivant l'expérience, nos eaux peuvent satisfaire, seront d'abord traitées d'une manière générale. Puis, dans un chapitre à part, il sera présenté un tableau succinct des états pathologiques qui se rencontrent le plus souvent à notre station. Nous n'y joindrons toutefois aucune observation, persuadé que des peintures de ce genre, quelque concluantes qu'elles soient d'ailleurs, passent souvent inaperçues ou sont laissées de côté par le lecteur. Dans l'esquisse des maladies, nous avons insisté plus ou moins longuement, tantôt sur l'étiologie, tantôt sur la pathogénie ou sur les symptômes, suivant que ces développements nous ont paru nécessaires pour faire ressortir les chances de guérison ou d'amélioration qu'offre le traitement thermal. Les détails relatifs aux divers modes d'administration des eaux avec un aperçu général des moyens balnéologiques mis à la disposition des baigneurs, ont été relégués aux dernières pages.

Puisse notre travail contribuer à faire justement apprécier les ressources thermales qu'offre notre station!
Il aura ainsi atteint son but — il aura été utile.

Mars 1867.

Dr I. SEELIGMANN.

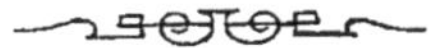

BADE

ET

SES EAUX THERMALES.

———⊰❦⊱———

CHAPITRE PREMIER.

TOPOGRAPHIE ET CLIMATOLOGIE.

La ville de Bade, déjà célèbre dans l'antiquité par ses eaux minérales, se trouve placée par le 48° 45′ 47″ de latitude nord et le 5° 55′ 3″ de longitude est du méridien de Paris, à 183 mètres au-dessus du niveau de la mer, dans une contrée fertile, presqu'au milieu du grand-duché. Sa situation est des plus pittoresques. Assise sur un mamelon, elle domine la vallée qui l'entoure ; à ses pieds coule la petite rivière de l'Oos, qui partage en deux cette vallée à laquelle elle a laissé son nom. Le paysage dont la ville est encadrée est unique par l'heureuse configuration du sol et par la riche végétation que l'œil étonné voit se déployer sur tous les points. Quoi de plus beau que cette riante vallée se développant du sud-est au nord-ouest, sur une étendue de deux lieues, pour aller s'ouvrir dans celle du Rhin non loin du village d'Oos ! Une double rangée de montagnes, entrecoupées de hautes collines formant la ceinture de la vallée, nous montre une richesse de nature et de

·1

végétation à la fois gracieuse et imposante. Des champs de blé dorés, des prairies émaillées de fleurs bordent la rivière. Sur le second plan, de riants coteaux plantés de vignes charment le regard, et sur le troisième plan, la montagne déroule son manteau de noirs sapins, dont le sombre feuillage tranche agréablement sur la teinte plus vive des chênes et des hêtres, qui ornent les pentes plus douces et plus abritées. Çà et là se montrent des blocs de rocher granitique, noircis par le temps, gisant au-dessus de quelque large crevasse et comme vomis par les entrailles de la terre.

C'est sur cette base admirable, dominant toute la vallée, à une demi-lieue de la ville, que se dressent majestueusement, au milieu d'arbres séculaires, les ruines du Vieux-Château, berceau de la maison régnante de Bade, ruines pleines de souvenirs historiques que le touriste ne réveille pas sans émotion. Aux restes encore debout, on devine assez quelle fut la splendeur de cette demeure et des souverains qui l'habitaient.

Tous les bois et forêts qui entourent la ville, sont coupés par de larges routes carrossables et par de jolis sentiers, conduisant à des sites, tantôt sauvages, tantôt pittoresques, à des fontaines limpides, à des ruisseaux qui serpentent de tous côtés.

La vieille cité de Bade s'élève en amphithéâtre sur la rive droite de l'Oos. Cette partie de la ville est irrégulièrement bâtie ; les anciennes maisons et les rues étroites ne sont pas construites suivant les lois d'une bonne hygiène. Mais sur la rive opposée une ville nouvelle semble s'être formée. C'est là que se trouvent la Maison de Conversation, la nouvelle galerie des eaux, le théâtre. De grands hôtels, construits dans le goût moderne, s'élèvent sur les bords de l'Oos, et en aval de la ville une série d'élégantes habitations s'échelonnent le long de la rivière, à droite et à gauche, jusqu'au delà de l'embarcadère du chemin de fer, tandis qu'en amont les belles villas et les coquets chalets qui se détachent sur le fond de verdure de la ravissante avenue de Lichtenthal, ne finissent que pour se confondre avec les premières maisons de ce village, transformé ainsi en véritable faubourg de Bade.

Abritée par la montagne du Château et le Hardtberg contre les vents du nord, par le Mercure contre les vents d'est, c'est-à-dire contre les influences froides ; protégée contre les vents d'ouest par le Fremersberg et contre ceux du sud par l'Iwerst et le Steinberg ; bâtie au centre d'une vallée fertile et couverte d'une splendide végétation, la station thermale de Bade doit nécessairement présenter les caractères d'un climat exceptionnellement doux. Aussi les hivers y sont-ils moins rigoureux et les chaleurs moins accablantes que dans les autres localités de la plaine.

La direction normale des vents qui, suivant les recherches du célèbre lieutenant Maury, peut être rapportée, pour notre hémisphère, aux deux types suivants : le vent du nord-est et celui du sud-est, est modifiée assez sensiblement pour la ville de Bade, par la direction de la vallée du Rhin et la configuration des montagnes environnantes, de sorte que ce dernier courant affecte souvent la direction sud-ouest. Dans ce cas, le vent sud-ouest règne d'ordinaire pendant plusieurs jours. Il arrive dans la vallée chargé de vapeur d'eau; aussi est-il presque toujours l'avant-coureur de la pluie.

Le vent du nord n'a point à Bade la violence et l'âcreté qui le caractérisent dans les autres pays; les collines boisées sur lesquelles il passe avant d'atteindre la ville, modifient sa violence et le rendent inoffensif aux poitrines les plus délicates.

L'état du ciel est loin d'offrir l'uniformité d'aspect propre au ciel d'Italie; de légers nuages flottent presque sans cesse à l'horizon. Cette particularité tient aux conditions du sol et aux propriétés de l'air, dont le degré de saturation est toujours assez élevé. Resserré dans la vallée, l'air s'échauffe rapidement sous l'influence des rayons solaires et gagne, en se dilatant, les régions supérieures. Les couches plus froides qu'il rencontre, condensent aussitôt la vapeur d'eau qu'il contient. De là les nuages que l'on voit suspendus aux flancs des montagnes, à des hauteurs variables, pour se fondre ensuite et retomber en pluie sur la vallée.

A ces pluies, suite naturelle de l'état hygrométrique de l'air, il faut ajouter la pluie qui survient à la suite des orages et qui est due à des perturbations atmosphériques. Ces orages sont très-fréquents à Bade et témoignent de la saturation électrique de l'air. D'après Schreiber, le pluviomètre donne, pour la pluie et la neige fondue, une moyenne annuelle de 28 pouces 4 lignes.

Les matinées d'automne sont souvent très-brumeuses, mais bientôt éclaircies par les rayons du soleil.

L'air qu'on respire à Bade est tonique et fortifiant. Quoique un peu vif, il agit de la façon la plus favorable sur les poitrines les plus délicates, grâce aux modifications que lui font subir certaines circonstances locales. Parmi celles-ci nous placerons en première ligne : son haut degré de saturation par la vapeur d'eau et son extrême pureté. Cette pureté provient sans doute de la végétation abondante et forte de cette contrée privilégiée, végétation qui entretient dans l'air un échange continuel d'oxygène et d'acide carbonique. Ajoutons à cela les émanations balsamiques qui s'échappent constamment de ces épaisses forêts de sapins dont la vallée est couronnée.

Selon Schreiber, la température de l'année atteindrait une moyenne de 9°,25 centigrades. L'été est très-tempéré; la chaleur dépasse rarement 31 degrés centigrades.

Pendant les mois d'août et de septembre, le thermomètre subit ordinairement des variations diurnes assez sensibles. Les matinées et les soirées sont fraîches et les malades doivent se garantir par des vêtements chauds contre ces changements de température. Les oscillations journalières du baromètre sont en général faibles et graduelles, les écarts considérables n'ayant lieu qu'à l'approche des orages.

Cet ensemble de conditions physiques et atmosphériques rend le séjour de Bade très-propice aux sujets dont la poitrine est faible et qui ont une tendance aux hémoptysies. Les goutteux, les chloro-anémiques, les personnes lymphatiques et scrofuleuses trouvent encore sous le ciel de Bade des influences climatériques et hygiéniques qui constituent de puissants adjuvants de la médication thermale, en ce qu'elles favorisent la transformation de la constitution.

CHAPITRE II.

ORIGINE ET DESCRIPTION DES SOURCES. — PROPRIÉTÉS PHYSIQUES ET CHIMIQUES DES EAUX. — ANALYSES.

La constitution géologique de notre station thermale, examinée, à plusieurs reprises, par d'éminents savants, a formé, dans ces derniers temps, l'objet des recherches de M. le professeur Sandberger. D'après les travaux de ce géologue distingué, les montagnes des environs de Bade qui descendent vers la plaine du Rhin sont formées, pour la majeure partie, de lœss, super-posé entre *Oos* et *Baden-Scheuern*, à une puissante couche de galets, formés principalement de galets roulés du grès rouge.

Sous le lœss on rencontre, du côté du *Jagdhaus*, des dépôts de lias en grande partie détruits. Le lias repose, de son côté, sur le grès bigarré supérieur, entre-coupé de roches de grès bigarré inférieur, dont les couches s'élèvent de 1400 à 3000 pieds d'altitude dans les parties occidentales de cette contrée.

C'est le grès bigarré supérieur qui forme, à partir d'*Oberndorf* jusqu'au pied du *Fremersberg*, constitué lui-même, pour la majeure partie, par cette roche, la seconde terrasse de hautes collines.

Les montagnes plus rapprochées et plus élevées, situées vers l'est, sont formées, pour la majeure partie, de grès rouge, au milieu duquel on rencontre au *Fremersberg*, à *Bade* même et à *Ebersteinburg*, des roches plus anciennes, telles que le granit et les formations de transition et houillère.

Suivant M. Sandberger, la formation houillère se présenterait sous forme d'un bassin elliptique, dont le plus grand axe se dirige du sud-ouest au nord-est et dont le bord sud-est, suivant la ligne d'*Eberstein-schloss* par *Müllenbach*, le *Küchenhof*, *Geroldsau*, *Malschbach*, *Neuweyer* à *Umwegen* et *Varnhalt*, est formé par du granit. La formation houillère vient de nouveau se montrer à *Bade* même, au sud-est de la masse granitique, au *Friesenberg*, au *Kurhaus* et aux *Beutigœcker*, pour disparaître bientôt sous le grès rouge, tandis qu'à l'est de cette masse granitique, le grès rouge repose directement sur le granit.

Ce qui rend intéressante la formation houillère, c'est l'observation que les sources thermales de Bade proviennent exclusivement d'elle. Il est, en effet, digne de remarque, que les eaux, dont la formation, à en juger d'après leurs principes minéralisateurs, doit être cherchée dans le granit sur lequel repose la formation houillère, ne débouchent nulle part, ni sur les schistes de transition, si rapprochés de cette dernière, ni sur le grès rouge, qui la recouvre en plusieurs endroits de la ville.

Les sources thermales, provenant vraisemblablement d'une même nappe d'eau, sortent, sans exception, sur le versant méridional du *Schlossberg*. Les eaux qu'elles fournissent présentent à peu près toutes la même composition : prédominance de chlorure de sodium, puis chaux, potasse et magnésie combinées aux acides carbonique, chlorhydrique et sulfurique. Elles varient seulement, ces différentes sources, en température, suivant leur trajet plus ou moins direct au travers des couches refroidies du sol, et par la présence de certains principes, tels que le chlorure de lithium et l'acide carbonique libre, suivant, sans doute, la nature des terrains qu'elles auront parcourus.

Le rayon des eaux renferme plus de vingt sources, qui, dans les vingt-quatre heures, fournissent un ensemble d'environ 28,500 pieds cubes d'eau ou plus de 770,000 litres. Nous allons décrire les principales de ces sources en indiquant leur thermalité et leur débit, renvoyant, pour les analyses, au tableau synoptique, p. 12.

1° L'*Ursprung* (origine) appelé aussi *Hauptquelle* (source principale), la plus abondante et la plus chaude de toutes les sources de Bade, est situé sur la place du Marché, près l'église paroissiale, en face de l'ancienne galerie des eaux. L'eau sourd par deux fissures de la voûte du rocher, pour se jeter dans un vaste bassin de pierre aux parois garnies de marbre de Carrare, dont l'origine remonte aux temps des Romains. Ce bassin a une longueur de $5^m,10$, une largeur de $4^m,20$ et une profondeur de 6 mètres. La surface de l'eau se trouve à $1^m,10$ centimètres de la base ; à ce niveau sont établis les conduits qui amènent l'eau thermale dans presque tous les hôtels ayant des établissements de bains. Une porte en fer ferme la voûte de l'*Ursprung*, et la vapeur qui se dégage de ce gouffre est tellement chaude et tellement épaisse, qu'elle empêche de distinguer la surface de l'eau au moment où l'on ouvre la porte. Ce n'est qu'après un certain temps, lorsque les bouffées de vapeur se sont répandues dans l'air et que l'œil s'est accommodé à l'obscurité, que l'on aperçoit toute la limpidité de la source.

Les émanations de l'*Ursprung* trouvent un utile emploi dans le *Dampfbad* (bâtiment des étuves) construit sur la source même; elles sont dirigées vers l'établissement au moyen d'une cheminée pratiquée à travers le rocher, et distribuées dans les salles affectées au service des bains, des douches et des inhalations de vapeur.

L'eau de l'*Ursprung* est limpide, incolore, sans odeur, et sa saveur est celle d'un bouillon de bœuf légèrement salé. Elle a une température de 68°,63 C., une densité de 1,0026 et une réaction légèrement alcaline sur le papier de tournesol rougi par un acide. Cependant le papier bleui par un contact prolongé avec l'eau ne tarde pas à être ramené au rouge sous l'influence de l'air atmosphérique. Le rendement de cette source est de 191,430 litres en 24 heures.

2° La *Judenquelle*. Cette source jaillit du rocher sous le *Dampfbad*, à côté de la précédente et fournit 154,764 litres en 24 heures. Sa température marque 68°,03 C. Quant aux autres propriétés physiques et chimiques de cette source et des sources suivantes, elles sont les mêmes que pour l'*Ursprung*.

3° La *Klosterquelle* (source du couvent) est située dans le jardin des religieuses du Saint-Sépulcre. Sa température est de 63° C. Elle donne 22,869 litres en 24 heures.

4° Le *Brühbrunnen* (fontaine à échauder), situé à droite .de l'*Ursprung*, tire son nom de l'emploi que trouvent ses eaux pendant l'hiver, où elles servent à échauder les porcs et la volaille. Pendant la saison thermale cette source abondante dessert plusieurs hôtels. Son débit est de 51,975 litres en 24 heures; elle élève le thermomètre à 68°,39 C.

5° La source *Zum Ungemach* (peine), qui alimente la *Trinkhalle*, a son point d'émergence, à côté de la précédente, à l'endroit où se trouvait autrefois l'hôtel de ce nom. Elle fournit 102,654 litres en 24 heures et fait monter le thermomètre à 65° C.

6° *Zum Kühlenbrunnen* (fontaine fraîche). Ce nom est donné au confluent de deux sources situées toutes les deux sous le *Dampfbad*, et dont l'une a une température de 47°,5 C., l'autre de 55° C. Elles fournissent un ensemble de 13,959 litres en 24 heures.

7° Les *Büttenquellen* (sources de la cuve). Ces sources jaillissent du rocher au fond d'une sombre galerie, en face de l'hôtel du *Baldreit*, et se réunissent à la sortie pour former la *Bütte* (cuve). Elles sont au nombre de huit et n'offrent rien de particulier, si ce n'est une différence dans leur température, différence assez sensible du reste, puisque les sources du côté gauche élèvent le thermomètre à 65° C., tandis que celles du côté opposé n'indiquent que 50° à 52° C. Elles fournissent un ensemble de 74,304 litres en 24 heures.

8° La *Hœllenquelle* (source de l'enfer) se trouve dans une galerie voûtée, commençant sous la maison n° 538 de la rue d'Enfer, et se terminant près du soubassement de la terrasse du château. Elle donne 31,050 litres d'eau en 24 heures et élève le thermomètre à 66° C.

9° La *Murquelle* (source du mur), située au coin de de l'église du couvent, fournit 3186 litres dans les 24 heures. Sa température marque 62° C.

10° La *Fettquelle* (source grasse). Cette source, située auprès de la précédente, a une température de 63° C. et fournit en 24 heures 82,566 litres d'eau.

Le débit de toutes ces sources est parfaitement régulier, et les circonstances atmosphériques n'ont pas la moindre influence sur les propriétés physiques, ni sur la composition chimique des eaux.

TABLEAU comprenant les proportions des divers principes fixes et gazeux contenus dans 1 litre d'eau suivant les analyses de M. le professeur Bunsen.

DÉNOMINATION DES SOURCES.	Ursprung.	Brünquelle.	Judenquelle.	Meilenquelle.	Marquelle.	Fettquelle.	Ungemach.
	grammes.	grammes.	grammes.	grammes.	grammes.	grammes.	grammes.
Chlorure de sodium	2,1511	2,2266	2,1849	2,1101	1,9428	2,2104	2,0834
» de potassium	0,1638	0,1729	0,1645	0,1470	0,2242	0,1059	0,1518
» de calcium	—	—	—	0,0058	0,0610	—	0,0463
» de magnésium	0,0127	0,0136	0,0130	0,0171	0,1000	0,0573	0,0126
› de lithium	—	—	—	0,0123	0,0295	0,0306	0,0451
» de rubidium	—	—	—	0,0014	—	—	0,0013
» de cæsium	—	—	—	traces.	—	—	traces.
» de cuivre	—	—	—	—	—	traces.	—
Bromure de potassium	—	—	—	traces.	—	—	traces.
» de sodium	traces.	traces.	traces.	..	—	—	—
Bicarbonate de chaux	0,1657	0,1937	0,1672	0,1753	0,1218	0,1992	0,1475
» de magnésie	0,0055	0,0040	0,0024	0,0011	0,0084	0,0081	0,0712
» de fer	0,0048	0,0061	0,0043	0,0013	0,0003	0,0014	0,0010
» de manganèse	traces.	traces.	traces.	traces.	traces.	traces.*	traces.
» d'ammoniaque	0,0066	traces.	traces.	—	—	—	—
Sulfate de potasse	0,0022	0,0020	0,0065	—	—	0,0435	—
» de chaux	0,2026	0,2153	0,2090	0,2165	0,2314	0,1742	0,2202
» de strontiane	—	—	—	0,0011	0,0006	—	0,0023
» de baryte	—	—	—	traces.	—	traces.	traces.
Phospate de chaux	0,0028	0,0022	0,0023	—	—	—	—
Arséniate de fer	traces.	traces.	traces.	—	traces.	0,0005	—
Acide silicique	0,1190	0,1155	0,1124	0,1241	0,0425	0,0661	0,1230
Alumine	0,0011	0,0009	0,0011	0,0001	traces.	—	0,0001
Sels ammoniacaux	—	—	—	—	traces.	traces.	traces.
Nitrates	traces.	traces.	traces.	traces.	traces.	—	traces.
Acide propionique en combinaison	traces.	traces.	traces.	—	—	—	—
Substances organiques indéterminées	—	—	—	traces.	traces.	traces.	traces.
Acide carbonique libre	0,0389	0,0486	0,0373	traces.	—	—	0,0456
Azote libre	—	traces.	traces.	—	—	—	—
Totaux	2,8768	3,0014	2,9080	2,8936	2,7657	2,8075	2,9514

Nous voyons, d'après ces analyses, que l'élément minéralisateur dominant dans les eaux thermales de Bade est le chlorure de sodium, dont la proportion varie dans les différentes sources, de 1,9428 à 2,2266 grammes.

Suivant la classification généralement admise, qui range les eaux chlorurées sodiques en trois groupes, savoir : les faibles, contenant moins de 2 grammes de chlorures, les moyennes, qui excèdent ce chiffre, sans atteindre 4 grammes, et les fortes qui en contiennent davantage, nos eaux doivent être classées dans la catégorie des eaux chlorurées sodiques moyennes.

Comme il sera démontré plus loin, c'est principalement sur le chlorure de sodium que se base l'action des eaux de Bade sur l'économie. Quant aux autres chlorures qui entrent en petite proportion dans la composition de nos eaux, tels que les chlorures de potassium et de magnésium, et dont les propriétés thérapeutiques se confondent avec celles du chlorure de sodium, leur action consiste à rehausser l'effet de ce dernier principe. La quantité de chlorure de lithium renfermée dans quelques-unes de nos sources (0,0451 grammes dans l'*Ungemach*) est trop minime pour qu'il soit permis de rapporter à ce seul principe, selon les partisans de la théorie chimique, la réputation dont jouissent nos eaux dans le traitement de la goutte. Le bicarbonate de fer, réuni aux bases salines, ne mérite de nous occuper que lorsqu'il s'agit de l'usage interne de l'eau; en ce cas, la vertu tonique du fer se joint à l'action des autres principes minéralisateurs. La haute thermalité de nos eaux, et la petite quantité d'acide carbonique libre qu'elles renferment, sont des conditions favorables à leur absorption et à leur tolérance.

Outre ses sources thermales, Bade possède encore plusieurs sources ferrugineuses, ayant leur point d'émergence dans la vallée de l'Oos, entre la ville et Lichtenthal. Deux de ces sources ont été captées et alimentent deux établissements.

L'établissement de bains du boulanger Jœrger (234, rue de Lichtenthal) reçoit l'eau ferrugineuse d'une source située dans la maison même.

Suivant l'analyse de M. le professeur Bunsen, 1 litre de cette eau renferme les principes suivants :

		grammes.
Bicarbonate de chaux		0,5410
« de magnésie		0,1110
« de protoxyde de manganèse . . .		0,0176
« de sesqui-oxyde de fer.		0,0083
Sulfate de chaux		0,0241
« de magnésie		0,0518
Nitrate de potasse.		0,0220
Chlorure de sodium		0,3612
« de potassium.		0,1861
Alumine		0,0022
Acide silicique		0,0203
« carbonique		0,1598
	Total	1,5054

L'eau de la source ferrugineuse dans la *Falkenhalde*, au pied du Mercure, a été amenée dans l'établissement thermal du *Stephanienbad* (bains Stéphanie), à l'entrée de l'allée de Lichtenthal.

CHAPITRE III.

EFFETS PHYSIOLOGIQUES DES EAUX DE BADE.

L'action physiologique d'une eau minérale n'est autre chose que la résultante des effets multiples, produits par les éléments constitutifs de cette eau, sur les fonctions de l'économie. Cette action se manifeste par une série de phénomènes généraux et locaux, variables suivant la partie du corps à laquelle l'eau est appliquée. Les eaux de Bade agiront donc différemment, suivant qu'elles seront employées intérieurement ou extérieurement, selon que l'on choisira pour centre d'action : l'estomac ou le tégument externe.

On conçoit facilement que pour pouvoir conseiller, avec fruit, une cure à une station thermale, autant que pour le choix de la voie d'application, s'adaptant le mieux aux différentes maladies, il soit, avant tout, nécessaire de bien connaître ces deux modes d'action. Nous allons donc les étudier successivement, en commençant par l'exposé des phénomènes produits par l'usage interne des eaux.

A. *Action de l'eau de Bade prise en boisson.*

Comme nous l'avons dit plus haut, c'est l'eau de la source *Ungemach* qui a été amenée à la *Trinkhalle*. A sa sortie des tuyaux, cette eau a une température de 55° centigrades. Son contact avec la muqueuse buccale augmente la sécrétion des glandes salivaires, et son arrivée dans l'estomac se signale par le développement, à la région épigastrique, d'une sensation de chaleur assez agréable. Peu à peu cette chaleur se répand par tout le corps et se traduit par une moiteur générale, accompagnée d'un sentiment de bien-être.

Prise à la dose de deux ou de trois verres, l'eau de Bade est promptement absorbée. Elle excite l'appétit et augmente les sécrétions stomacale, pulmonaire, rénale et cutanée, sans agir d'une manière notable sur la sécrétion de la membrane muqueuse de l'intestin. Ces faibles doses d'eau agissent plutôt comme tonique sur le canal intestinal.

Administrée à la dose de quatre à six verres, un toutes les dix minutes, et pendant plusieurs jours de suite, l'eau de Bade produit une stimulation générale. Son action sur les reins est plus prononcée. Les urines sont rendues en plus grande quantité et contiennent des proportions plus considérables de chlorure de sodium et d'urée qu'avant l'usage des eaux. En même temps, l'activité des fonctions intestinales augmente, les selles deviennent plus régulières et contiennent deux fois plus de chlorure de sodium que dans l'état normal. Les personnes qui font de l'exercice après l'ingestion de l'eau, s'aperçoivent qu'elles sont très-portées à la transpiration ; la sueur ne renferme cependant pas plus de chlorures qu'à l'ordinaire. L'expérience démontre en outre que plus la peau et les reins exercent leurs fonctions, moins se prononce l'effet dérivatif sur l'intestin.

L'eau de Bade augmente également la sécrétion de la membrane pituitaire et celle des membranes muqueuses bronchique et pulmonaire. Elle augmente et régularise le flux cataménial chez la femme et le flux hémorrhoïdaire chez les personnes des deux sexes. En même temps, l'absorption des principes minéralisateurs de l'eau communique au cœur une impulsion plus forte; le pouls acquiert plus de développement. L'appétit augmente. Les digestions se font avec facilité et activité. L'assimilation est portée au plus haut degré, et le sang, dans la plénitude de ses qualités nutritives et stimulantes, imprime une vigueur nouvelle à tous les systèmes de l'économie. L'activité fonctionnelle des organes de la vie animale marche de pair avec celle des organes de la vie végétative, harmonie salutaire, se traduisant à la longue par la diminution des vésicules graisseuses déposées dans les mailles du tissu cellulaire.

Quand l'eau est prise en grande quantité, par exemple un à deux litres dans l'espace d'une heure, à la température de la source, ou bien administrée froide et à petite dose, ses principes minéralisateurs sont absorbés en moindre quantité. Dans ces cas, elle excite la muqueuse intestinale et provoque plusieurs selles liquides, très-riches en chlorure de sodium. La sécrétion rénale est peu augmentée, et les proportions de chlorure de sodium et d'urée que renferment les urines ne dépassent pas sensiblement les proportions normales. Toutefois, si l'usage de l'eau est continué ainsi pendant un certain temps, l'effet laxatif devient moins sensible et les selles présentent une couleur très-foncée. Il s'établit une sorte de tolérance. L'action diaphorétique est aussi moins prononcée dans ce dernier cas, mais le poids du corps diminue néanmoins d'une manière sensible.

L'usage immodéré de l'eau de Bade entrave les fonctions nutritives. En précipitant, outre mesure, les métamorphoses régressives des matériaux organiques, il provoque de la pâleur, de l'amaigrissement et des symptômes d'irritation gastro-intestinale.

Malgré les faibles proportions des principes minéralisateurs trouvés par les chimistes dans l'eau de Bade, nous ne croyons pas trop nous avancer en disant que ses vertus curatives doivent être rapportées à l'action de deux de ses principes constituants, savoir : l'eau (considérée comme combinaison, en proportions définies, d'oxygène et d'hydrogène) et les chlorures qu'elle tient en dissolution.

En étudiant les propriétés d'une eau minérale, les auteurs n'apprécient presque jamais assez l'influence de l'eau — ce véhicule insignifiant. Et pourtant personne n'ignore que c'est l'eau qui joue le rôle principal dans l'imbibition des tissus; personne ne doute que le calorique dont elle est pénétrée n'exerce une grande influence sur la circulation et sur l'innervation. Elles ont une telle valeur ces propriétés de l'eau, qu'à elles seules elles suffisent à expliquer l'efficacité d'une infinité de sources diversement minéralisées, dans les affections morbides d'un même genre. En effet, abstraction faite des principes fixes qui, dans les différentes sources, varient à l'infini, il leur reste à toutes un principe commun — l'eau. L'eau, suivant Chauffer, entre pour neuf dixièmes dans la composition du corps humain, et la physiologie de même que l'hygiène nous enseigne à quel haut degré un usage modéré de ce liquide facilite le jeu régulier de toutes les fonctions organiques. Outre que les phénomènes délicats d'oxydation et les réactions d'hydratation qui s'effectuent sans cesse dans les tissus organiques, en vertu de la fixation de certaines quantités d'eau, seraient impossibles sans ce liquide, il est non moins indispensable à la digestion et à la sanguification. L'eau entretient la tonicité des organes digestifs, baigne et pénètre la membrane muqueuse gastro-intestinale et active les fonctions des follicules intestinaux. Elle facilite la désagrégation des matières alimentaires et favorise leur assimilation en relevant le pouvoir absorbant des capillaires lymphatiques et veineux. C'est en ce sens que l'eau agit comme délayant. Elle étend la masse sanguine, et, en diminuant la plasticité du liquide nourricier, elle accélère la circulation dans les diverses branches des systèmes artériel et veineux. L'eau, enfin, alimente tous les tissus organiques, et sans elle ni l'action musculaire ni l'action nerveuse ne sauraient se manifester. « La restitution organique des tissus, » dit M. Feuerabend[1], « est en raison directe de leur richesse en eau. Cette restitution sera d'autant plus active, que la quantité d'eau dont l'économie se trouve abreuvée est plus considérable. Plus nous buvons d'eau ou d'autres liquides, plus nous uri-

[1] Feuerabend, *Klimatische Kurorte der Schweiz*. Wien 1865.

nons ou transpirons. De même que l'eau atmosphérique, tombant sous forme de pluie, s'infiltre dans la terre et en dissout certains éléments, qu'elle entraîne en rejaillissant sous forme de source, de même, l'eau que nous buvons, dissout et élimine de l'économie certains éléments organiques. Et depuis longtemps il est reconnu, qu'en activant ce mouvement de dissolution et d'élimination, on amène la disparition des dépôts de graisse aussi sûrement que par un exercice actif et soutenu. »

L'impulsion que de grandes quantités d'eau impriment aux métamorphoses régressives qui s'accomplissent au sein des tissus, a été parfaitement établie par des expériences instituées à cet effet. Les expérimentateurs ont constaté dans leurs urines non-seulement une augmentation notable de l'urée, produit azoté sous forme duquel les éléments organiques devenus impropres à la nutrition des tissus sont éliminés, mais encore une diminution de la quantité d'acide urique qu'elles renferment d'ordinaire. La cause en est que cet acide, au sein des organes, se transforme peu à peu en urée, produit plus riche en oxygène ; il arrive même un moment où il disparaît complétement des urines.

L'influence de la *thermalité* des eaux de Bade ressort clairement des phénomènes qui se manifestent après leur ingestion, phénomènes qui, ainsi qu'il a été dit plus haut, sont tout autres, selon que l'eau est prise privée ou non de son calorique.

L'eau prise à la température de la source, augmente

la chaleur animale, produit des hypérémies passagères de la membrane muqueuse gastro-intestinale, et rehausse la tonicité des organes de la digestion en modifiant leur innervation. Si, au contraire, l'eau est ingérée privée de son calorique, elle produit des anémies passagères de la membrane muqueuse gastro-intestinale, excite les mouvements péristaltiques de l'intestin et augmente les évacuations alvines.

Par les principes salins qui entrent dans la composition des eaux de Bade, et parmi lesquels le chlorure de sodium occupe le premier rang, l'action de ces eaux se rapproche de celle du chlorure de sodium. Cette substance forme, comme on sait, une partie intégrante de l'économie. La haute proportion pour laquelle elle entre dans la composition du sérum du sang, où elle l'emporte sur tous les autres principes inorganiques (les cendres du sérum renferment 60 0/0 de chlorure de sodium), lui assignent un grand rôle dans le jeu des fonctions organiques. *Sale dilectantur et ejus usu bene se habent*, dit Pline en parlant des animaux domestiques. Tous les tissus, en effet, ont une grande affinité pour le chlorure de sodium, dont ils ont besoin pour se retremper. Aussi voyons-nous que ce sel, mis en contact avec l'économie, imprime des modifications à toutes les fonctions organiques.

Dans l'estomac, il exerce une action dissolvante sur les matières alimentaires, surtout sur les substances albumineuses. Par la stimulation de la membrane muqueuse, il provoque une sécrétion abondante de suc gastrique, relève l'appétit et active la digestion. Il développe, en même temps, l'activité de la membrane muqueuse du canal intestinal, excite les mouvements péristaltiques de ce dernier et augmente ainsi les évacuations alvines. Sympathiquement cette excitation se propage même aux membranes muqueuses des bronches et des poumons.

Arrivé dans le torrent circulatoire, le chlorure de sodium communique en partie au sang cette propriété stimulante qui se manifeste par l'accélération de la circulation capillaire. De là une activité plus grande des mutations moléculaires des tissus, mutations qui, comme on sait, s'effectuent avec d'autant plus d'énergie que la circulation capillaire est plus active. Elle est tellement prononcée, cette action stimulante des eaux chlorurées sodiques sur la rénovation organique, qu'à elle seule elle explique la souveraineté de ces eaux dans tous les états pathologiques où il s'agit d'amener la fonte d'une tumeur ou la résorption d'un exsudat ayant pour siége quelque organe important de l'économie.

D'après M. Lehmann, ce seraient les sels de soude, formés au sein de l'économie aux dépens du chlorure de sodium, qui tiennent en dissolution l'albumine et la fibrine du sang. Lassaigne, de son côté, prétend que c'est le chlorure de sodium qui maintient le phosphate de chaux à l'état liquide et lui sert de véhicule dans la formation des os. Quoi qu'il en soit, du reste, de l'opinion de ces deux physiologistes, il paraît peu probable que l'influence de la substance en question se réduise au rôle qu'ils lui supposent. Tout, au contraire, porte à croire, que cette influence embrasse toute la série de phénomènes qui se rattachent à la formation des cellules organiques — ces organismes élémentaires, dont l'assemblage forme la base de la vie — du moins s'il est permis de juger, par analogie, d'après ce qui s'observe dans l'organisme malade, sur ce qui a lieu dans l'organisme sain. Or il résulte des observations cliniques, que les chlorures renfermés normalement dans les urines disparaissent complétement pour un certain temps, durant les maladies inflammatoires caractérisées par d'abondantes exsudations, comme les pleurésies, les pneumonies, les péricardites et autres. Comment expliquer ce phénomène, si ce n'est par la raison que ces sels sont entrés dans la formation des cellules de l'exsudat?

Le bicarbonate de chaux qui, après le chlorure de sodium, forme l'élément minéralisateur le plus saillant dans nos eaux, favorise particulièrement la formation de la charpente osseuse. En se transformant en carbonate simple, il entre dans la composition de tous les tissus organiques, mais surtout dans celle des os, qui en renferment de 9 à 20 p. 100. Tout porte même à croire que le phosphate de chaux que renferment ces derniers, se forme au sein des organes, moyennant la décomposition du carbonate, par l'acide phosphorique en liberté dans l'économie.

Le lithium représenté dans la *Murquelle* dans la proportion de 3 centigrammes par litre d'eau, constitue, selon Garrod, le meilleur lithontriptique, quand il s'agit de calculs formés d'acide urique. Le métal se transforme au sein de l'organisme en carbonate de lithine, qui, en se combinant avec l'acide urique, forme de l'urate de lithine, sel soluble dans les liquides de l'économie, expliquant ainsi la dissolution des calculs d'acide urique ayant pour siége la cavité de la vessie ou les reins, de même que la résorption des concrétions tophacées qui, dans la goutte, se rencontrent si fréquemment dans les articulations et sur les membranes synoviales.

Nous ne parlerons pas de l'action de l'arséniate de fer, ni des sulfates, des phosphates et silicates qui se trouvent à dose infinitésimale dans l'eau de Bade. Cependant il est permis de croire que, par leur présence, ces substances modifient avantageusement l'action des principes dominants, réputés actifs de l'eau, de même que, d'un autre côté, l'état de combinaison dans lequel ils se trouvent avec ces derniers, semble rehausser leur action propre sur l'organisme.

En résumé, l'action de nos eaux, prises en boisson, peut être assimilée à celle du chlorure de sodium. De même que cette substance, elles agissent comme toniques et digestives lorsqu'elles sont prises à faible dose, et sont laxatives et irritantes à haute dose. Administrées avec mesure, elles sont reconstituantes. Elles relèvent la nutrition, activent la circulation, stimulent les secrétions et facilitent les échanges moléculaires qui s'opèrent sans cesse dans les tissus. Leur action stimulante sur la rénovation organique se traduit par l'augmentation des principes azotés, éliminés par les urines.

Le calorique ne favorise pas seulement l'absorption de l'eau; il atténue encore ses effets irritants, tout en relevant son action sur la restitution organique.

L'élément chaleur dans les eaux de Bade joue, pour ainsi dire, le rôle de correctif. Car il est hors de doute qu'une augmentation de l'urée et des urates dans les urines constitue un symptôme de meilleur augure, lorsqu'il s'agit de combattre la langueur des puissances conservatrices et réparatrices de l'économie, que l'augmentation du nombre des selles, cette continuelle préoccupation des baigneurs.

B. *Action de l'eau thermale de Bade mise en contact avec le tégument externe.*

Le traitement hydro-minéral à notre station thermale ne se restreint pas à l'usage interne des eaux. Celles-ci, de même que partout ailleurs, trouvent encore leur emploi en bains de tous degrés de température et de condensation. En outre, les émanations de la source *Ursprung* ont été, dans le bâtiment des étuves, mises au service des bains de vapeur.

Nous allons étudier successivement l'action de ces deux moyens balnéothérapiques.

I. *Action des bains d'eau.*

La première sensation que l'homme à l'état de santé éprouve en prenant un bain, préparé avec de l'eau de Bade, à une température de 32° centigrades environ, est une chaleur douce et agréable à l'extérieur du corps. Peu à peu, l'enveloppe cutanée acquiert plus de souplesse; elle semble s'étendre et se ramollir. Ces phénomènes physiques reconnaissent pour cause l'activité de la circulation dans les vaisseaux capillaires du derme, ayant sa source dans la dilatation de ces vaisseaux, sous l'influence de la chaleur et des principes minéralisateurs de l'eau. Les pellicules épidermoïdales se formant sans cesse à la surface de la peau, s'en détachent et viennent nager à la surface du liquide. Le pouls prend plus de développement, plus de force et plus de plénitude. Ces qualités, il les conserve pendant la durée du bain, pour tomber, au sortir de l'eau, au dessous de sa fréquence normale. La respiration se fait plus amplement, tandis que le nombre des inspirations diminue. La secrétion rénale est activée et provoque des envies d'uriner. Un sentiment de bien-être se révèle; on se sent doué de plus de force, de plus d'agilité. Ce sentiment, qui est l'expression de l'exaltation des puissances musculaires, on l'éprouve même le reste de la journée. Les fonctions de la vie intime sont aussi sollicitées. L'appétit s'éveille, les digestions sont plus faciles, l'assimilation plus complète, les secrétions plus abondantes, les échanges moléculaires s'effectuent avec plus d'aisance, tout l'organisme enfin reçoit une salutaire stimulation.

Si les bains sont continués pendant un certain temps, la quantité d'urée contenue normalement dans les urines, augmente, quoique celles-ci ne soient pas rendues en plus grande quantité que cela a lieu après un bain d'eau ordinaire. Elles ne sont pas non plus plus riches en chlorure de sodium qu'après un bain d'eau ordinaire. La proportion d'acide urique, qui s'y trouve normalement, diminue. Il en est de même des phosphates.

Administrés pendant un certain temps, nos bains excitent aussi le système utérin ; presque toutes les femmes voient leurs époques avancer pendant le traitement thermal. Quelquefois aussi, sous l'influence des bains, l'on voit se déclarer à la peau le phénomène connu sous le nom de *poussée.* Nous ferons cependant remarquer dès à présent, que ces efflorescences, considérées autrefois comme le symptôme critique de la saturation thermale, ne constituent en réalité qu'une espèce d'érythème, produit par la surexcitation du derme sous l'influence des principes minéralisateurs de l'eau.

Il est facile de voir, d'après ces données, que ce qui distingue les bains d'eau minérale de Bade des bains d'eau ordinaire, c'est leur influence marquée sur la restitution organique, influence qui se traduit dans les urines par l'augmentation de l'urée, le critérium des mutations moléculaires qui s'opèrent sans cesse dans les profondeurs de l'économie. Il est avéré, en effet, pour tous les hydrologues praticiens, que les bains tièdes simples, continués pendant un certain temps, ralentissent, par la sédation de l'innervation, le mouvement des échanges moléculaires, dont l'ensemble constitue la rénovation organique. On sait encore que ces bains, par leur action stimulante sur les fonctions rénales, produisent une hypersécrétion d'urines, dans lesquelles l'analyse constate une augmentation proportionnelle des principes organiques et inorganiques indistinctement, et que cette hypersécrétion s'accompagne constamment d'un abaissement notable des forces vitales. Les bains chargés de chlorure de sodium, au contraire, exercent une action tout à fait distincte. Ils éveillent les forces, ils excitent la spontanéité vitale, ils activent puissamment la rénovation organique, modifications dont se ressent l'économie toute entière et qui se reflètent dans la composition des urines. Nous constatons, en effet, dans le produit de la secrétion rénale non-seulement une augmentation notable de l'urée, représentant un excédant de déchets organiques, mais encore une diminution sensible des phosphates, diminution ayant sa source dans l'emploi que ces sels précieux ont trouvé au sein de l'organisme à la régénération des tissus.

En se demandant sur quoi se base la différence d'action qui distingue les bains d'eau ordinaire de ceux chargés de principes minéraux, on est naturellement porté à mettre cette différence sur le compte de ces principes. Les éléments minéralisateurs ont été regardés de tout temps comme constituant la base, l'essence, l'individualité des eaux minérales. Cela est si vrai, qu'aujourd'hui encore, dans presque tous les traités d'hydrologie médicale, ces éléments servent de point de départ à la classification des eaux : suivant leur mode d'action, les auteurs s'accordant généralement à reconnaître aux eaux minérales des facultés curatives analogues à celles dont sont douées les ingrédients minéraux qui y entrent. Quant aux eaux de Bade qui nous occupent surtout ici, leurs principes minéralisateurs sont suffisamment connus par les analyses de M. Bunsen. Ils ont été énumérés dans le précédent chapitre. Essayons maintenant d'en expliquer le mode d'action et les effets.

Ce problème, dont la solution pourrait paraître oiseuse à première vue, a toujours divisé et divise encore aujourd'hui les hydrologues en deux camps : les partisans de la doctrine de l'absorption cutanée et ceux de la non-absorption. Nous commençons par dire que nous partageons l'opinion de ces derniers, nous réservant, pour justifier notre jugement, de soumettre aux yeux du lecteur les preuves à l'appui de notre manière de voir.

Sur quoi, en effet, se fonde en principe la doctrine de l'absorption cutanée? Uniquement sur un prétendu pouvoir absorbant de la membrane tégumentaire, pouvoir purement hypothétique, malgré certaines raisons qui semblent combattre en sa faveur. On ne saurait nier certainement que la structure anatomique de la peau, le grand nombre de glandes qui entrent dans sa trame, le réseau serré de vaisseaux sanguins et lymphatiques qui s'y répand, autorisent, au premier abord, une pareille hypothèse. Aussi faut-il excuser l'erreur de ceux qui, s'étayant de ces considérations, admettaient par analogie et sans contrôle que, de même que l'enveloppe tégumentaire est perméable à la chaleur, de même qu'elle livre passage aux produits de la perspiration, à l'eau et à l'acide carbonique, deux éléments s'échappant sans cesse à travers les nombreux orifices glandulaires qui mettent l'économie en communication avec le milieu ambiant, — de même aussi elle donne passage, en sens inverse, aux liquides avec lesquels elle est mise en contact. Il était si séduisant ce raisonnement et rendait si bien compte de l'action du bain minéral! L'enveloppe tégumentaire était sensée boire l'eau du bain et la retenir dans les mailles du tissu cellulaire sous-cutanée. De là elle était aspirée par les vaisseaux capillaires et arrivait ainsi dans le torrent circulatoire, avec tous les principes dont elle est le véhicule. Le sang, modifié par ces derniers, pénétrait, au moyen des vaisseaux capillaires, dans les différents organes et y dissolvait les matières étrangères et nuisibles, dont la présence causait et entretenait la suspension des fonctions normales, contribuant ainsi à ramener les parties malades à l'état physiologique. Cette théorie ingénieuse et empreinte d'humorisme compte encore de nombreux sectateurs parmi les hommes de l'art. Pour quelques-uns même, le phénomène connu sous le nom de fièvre thermale, avec tout son cortége de symptômes, reste jusqu'à ce jour l'expression de la saturation de l'économie par les principes salins en dissolution dans le bain.

Le plus grand tort de ces belles théories, c'est de n'être pas confirmées par les faits. Toutes les expériences, en effet, tendent à prouver que le prétendu pouvoir absorbant de la peau est de pure invention. Depuis longtemps déjà, l'imperméabilité de la peau à l'eau ordinaire a été mise hors de doute par les expériences instituées à cet effet par MM. Lehmann et Kletzinsky, expériences dont il résulte que, loin d'augmenter, le poids du corps diminue au contraire dans le bain. Ce fait, qui parle clairement contre l'absorption de l'eau par le tégument externe, trouve un nouvel appui dans les observations de M. Falck, dont il résulte que les selles rendues après le bain ne sont pas plus liquides qu'à l'ordinaire. Or ce qui est vrai relativement aux bains d'eau ordinaire, doit l'être, à plus forte raison encore, relativement aux bains minéralisés, puisque dans ceux-ci la densité plus grande de l'eau ralentirait encore l'endosmose, si elle avait lieu.

Pour ce qui concerne les eaux minéralisées, il y a, en outre, une autre série de phénomènes qui nous autorisent à mettre en doute le pouvoir absorbant de la peau. Nous avons vu précédemment que l'eau de Bade, prise intérieurement, a pour effet une augmentation sensible de la quantité de chlorure de sodium contenue dans les urines. Le même phénomène s'observe après l'ingestion d'aliments riches en sel. Il devrait s'observer encore dans le cas où les principes salins de l'eau du bain seraient absorbés par le tégument externe et versés dans le sang. Ce n'est pourtant pas ce qui a lieu. Les analyses exactes, faites à cet effet par M. Lehmann, prouvent, au contraire, que les urines rendues au sortir d'un bain chargé de chlorure de sodium ne contiennent pas plus de cette substance que celles qui sont rendues après un bain ordinaire. La même observation a été faite par M. Lehmann relativement aux sels calcaires en dissolution dans l'eau minérale. Ceux-ci ne se trouvent pas non plus en plus grandes proportions dans les urines rendues après le bain. Ces phénomènes seraient inexplicables si l'hypersécrétion des urines était l'effet de l'absorption de l'eau du bain. Nous savons bien, que, pour réduire la valeur de ces expériences, on a objecté que les principes minéralisateurs de l'eau, absorbés par la peau, pourraient, durant un certain temps, être retenus dans le sang ou éliminés par quelque autre voie — thèse insoutenable, puisque des faits de ce genre n'ont pas d'analogues en physiologie. Nous n'ignorons pas non plus que l'activité de la sécrétion rénale, qui s'observe pendant le bain et qui cause de fréquentes envies d'uriner, a été invoquée comme preuve de l'absorption cutanée. Mais n'est-il pas plus probable, que cette activité des reins, qui, à la rigueur, pourrait s'expliquer, suivant M. Merbach, par la suspension de la perspiration cutanée durant le bain, que cette activité rénale ait sa source dans la stimulation des ramifications nerveuses de la peau par le calorique de l'eau, stimulation qui, dans la moelle, se réfléchirait sur les conducteurs nerveux présidant à la sécrétion urinaire ?

Un autre argument des partisans de la théorie de l'absorption cutanée, la disparition de la soif dans le bain, n'a pas plus de valeur. Ce phénomène trouve son explication dans le contact des vapeurs thermales émanant du bain, avec les ramifications nerveuses de la cavité buccale et du pharynx, ainsi que dans l'abondante sécrétion salivaire qui en résulte.

Il nous reste à parler de plusieurs séries d'expériences instituées récemment par M. Willemin à l'hôpital civil de Strasbourg à l'appui de la doctrine de l'absorption cutanée, expériences qui ont été soumises à l'appréciation de l'Académie de médecine et couronnées par cette savante compagnie. Sans nous appesantir sur le fait, que les mêmes modes d'expérimentation ont, chez les différents expérimentateurs, en Allemagne de même

qu'en France, amené des résultats diamétralement opposés, nous ferons remarquer que M. Willemin lui-
même reconnaît que l'absorption n'a lieu que dans des
limites excessivement restreintes. Et tout en admettant,
avec cet honorable confrère, qu'il peut passer dans les
urines des traces d'un iodure dissous en *forte* proportion dans un bain, il est permis de penser que ces
cas forment des exceptions. Ils ne sont nullement ap-
plicables aux eaux minérales naturelles, qui ne contiennent les iodures qu'à dose infinitésimale et ne nous
autorisent, ni à conclure à l'absorption cutanée des
principes minéralisateurs en général, ni à expliquer par
cette dernière l'action médicamenteuse des bains minéralisés. Les conclusions de M. Willemin, relativement
à l'absorption de l'eau tiède par la peau, comportent
en outre l'objection, qu'elles sont déduites des pertes
de poids que le corps éprouve dans un même espace
de temps, exposé alternativement dans l'air ou dans un
bain. Or l'état actuel de nos connaissances sur les
fonctions si obscures de la peau, et l'action si complexe
des bains, nous commandent la plus grande réserve
dans les conclusions à déduire d'un ordre de phénomènes qui sont loin de se traduire toujours de la même
manière.

Mais si les principes minéralisateurs de l'eau ne
peuvent arriver dans le sang au moyen de l'absorption
cutanée, ni exercer par conséquent aucune action directe sur la composition de ce liquide, comment expliquer les résultats puissants et décisifs qui sont la conséquence de l'usage des bains de Bade? La réponse

est toute simple. C'est que ces principes exercent leur action par l'intermédiaire du système nerveux. Aussi n'hésitons-nous pas à dire que tous les effets physiologiques produits par nos bains sont dus à une action dynamique, mise en jeu par le contact de l'eau thermale avec la peau. Tout porte à croire que cette action s'exerce de la manière suivante. Les divers éléments minéralisateurs dissous dans l'eau du bain ont la propriété d'exciter les filets nerveux sensitifs qui s'épanouissent dans la peau. La stimulation se communique à la moelle qui, par action réflexe, réagit, à son tour, sur les divers organes auxquels elle distribue le mouvement et la sensibilité. Sans doute, la chaleur de l'eau, en rehaussant la propriété stimulante des principes salins, mais surtout en sollicitant la dilatation des vaisseaux capillaires du derme, peut réclamer sa part dans les effets produits par le bain. Mais il n'est pas moins vrai que les phénomènes réflexes du système nerveux et l'activité de la circulation sanguine dans les vaisseaux capillaires du derme, accompagnée du dégorgement des organes profonds, suffisent, à eux seuls, à expliquer les heureux résultats qui se produisent sous l'influence de nos bains.

Parlons encore, pour mémoire, des phénomènes électriques qui se manifestent lorsque le corps est mis en contact avec l'eau de Bade. M. Béclard, il y a long-temps, a formulé cette loi générale : « Il y a production d'électricité, toutes les fois que deux liquides hétérogènes sont en contact et qu'ils peuvent exercer, l'un sur l'autre, une action chimique, quelque faible qu'elle soit. » Cette loi est naturellement applicable au corps humain qui, sous ce rapport, peut être considéré comme une masse liquide recouverte d'une membrane perméable. Les liquides, en effet, entrent pour neuf dixièmes dans la composition de l'économie. La peau joue le rôle de vase poreux, elle est constamment humectée par un liquide acide : l'électricité latente pourra donc arriver à se manifester par le contact de la surface cutanée avec un liquide hétérogène. Aussi l'eau de Bade, mise en contact avec la peau, donne-t-elle lieu à un dégagement considérable d'électricité. Les expériences ont démontré que, lorsque le corps est immergé dans un bain, sauf l'épaule dans laquelle on a enfoncé une aiguille en or, et qu'on établit la communication entre l'eau et l'épingle, l'aiguille du galvanomètre indique une réaction électrique assez notable. Quoique l'influence de ces phénomènes sur les fonctions de l'économie animale ne soit pas encore suffisamment connue, nous ne sommes pas moins autorisés à penser, que la tension électrique de nos eaux n'est pas tout à fait étrangère à leur action curative.

Ce qui, du reste, confirme notre manière de voir, c'est que plusieurs phénomènes se manifestant pendant et après le bain ne sauraient être expliqués sans l'intermédiaire du système nerveux. Parmi ceux-ci nous placerons en première ligne un certain nombre de sensations : les légers frissons éprouvés par les personnes faibles, au début du bain ; le sentiment de bien-être qui se révèle dans le bain ; l'agilité et l'exaltation des puissances musculaires qui s'observent au sortir du bain. Puis, une série de phénomènes, d'un ordre tout à fait opposé, se manifestant principalement chez les personnes douées d'une vive sensibilité nerveuse, cause première de la perversion des actes réflexes. Chez ces personnes on observe, à la suite de la stimulation trop énergique des nerfs cutanés par les principes salins de l'eau, du moment que la stimulation dépasse le degré adéquat à l'idiosyncrasie du sujet (circonstance assez commune lorsque les bains sont prescrits surchargés d'eau-mère), on observe alors tout le cortége de phénomènes qui forment l'attribut de la surexcitation nerveuse : fréquence du pouls, fatigue, courbature, insomnie etc. Ce type de symptômes ne saurait en aucun cas être envisagé comme l'expression d'une action chimique des principes salins de l'eau du bain sur le sang, action mise en jeu par l'absorption cutanée. Non-seulement ils sont tout autres, les effets produits par l'absorption interne, mais encore, comme nous l'avons vu plus haut, les inconvénients qui résultent de l'ingestion inconsidérée de nos eaux dans les voies digestives ne se manifestent qu'à la longue.

Nous mentionnons encore, à l'appui de notre manière de voir, un phénomène constant : la diminution de la fréquence du pouls et des mouvements respiratoires que l'on observe chez tous les baigneurs au sortir du bain. Des faits semblables, acquis à la science, nous autorisent à rattacher cette action sédative de l'eau minérale sur les fonctions du cœur et des poumons, à l'intervention du système nerveux. Nous voulons parler des belles expériences au moyen desquelles M. Ernest-

Henri Weeber a démontré que toute irritation du nerf pneumo-gastrique ralentit les mouvements du cœur, tandis que la fatigue, l'épuisement de ce nerf donne lieu à une accélération du pouls. Ces résultats, qui déjà ont servi de point de départ à M. Traube, dans ses expériences sur l'action physiologique de la digitale, permettent aussi de nous rendre compte des modifications que subissent, à la suite de nos bains, la circulation et la respiration, fonctions qui, l'une et l'autre, sont sous la dépendance du pneumo-gastrique. En effet, quoi de plus juste que la pensée que l'irritation exercée par les éléments minéralisateurs de l'eau sur les rameaux nerveux distribués dans le derme se propage à la moelle allongée; que celle-ci, par action réflexe, réagit à son tour sur le pneumo-gastrique et produit ainsi sur les organes qui sont sous la dépendance de ce nerf des phénomènes semblables à ceux qui s'observent après une stimulation mécanique ou galvanique directe, à savoir : le ralentissement de la circulation et de la respiration ? Il ne suffit pas, à l'exemple de quelques physiologistes, de considérer les phénomènes en question comme la conséquence forcée de l'abaissement de température éprouvé par le corps sous l'influence du bain. Comme nous l'avons dit plus haut, le ralentissement de la circulation et le ralentissement de la respiration, loin de s'effacer au sortir du bain, se constatent encore lorsque le corps a recouvré sa température normale, circonstance qui ne permet guère d'expliquer les modifications que subissent les fonctions en question autrement que par une irritation soutenue du pneumo-gastrique.

Un autre phénomène enfin: l'activité de la diurèse qui s'observe après la sortie du bain, et qui dorénavant ne saurait plus être mise sur le compte de l'absorption cutanée, n'est autre chose qu'un phénomène réflexe. L'action du bain minéralisé s'exerce avant tout sur le système nerveux, et l'explication que nous avons donnée des effets immédiats s'applique de même aux effets thérapeutiques qui se produisent sous l'influence de nos eaux. Il n'est plus besoin aujourd'hui, en cherchant à s'éclairer, de se jeter, comme le font encore certains écrivains, dans des explications basées sur l'humorisme pur, dans des hypothèses en opposition avec la saine physiologie hydro-thermale. L'enveloppe tégumentaire, imperméable à l'eau, ne saurait absorber les principes minéralisateurs que renferme cette dernière. Le système capillaire de la peau ne saurait s'en emparer pour les verser dans le torrent circulatoire. Ils ne sauraient par conséquent exercer aucune action chimique sur le sang, ni lui communiquer les propriétés nécessaires à l'accomplissement des miracles mis si complaisamment sur leur compte. Nos bains, dans leur action sur l'économie, procèdent d'une tout autre manière. Ils commencent par s'adresser aux organes sains, dont ils rehaussent l'activité vitale; puis ceux-ci réagissent sur les parties malades, pour les ramener insensiblement à la saine physiologie. A l'instar des toniques névro-sthéniques, ils éveillent et mettent en jeu l'ensemble des puissances vitales chargées de la reconstitution de l'individu. C'est en modifiant l'influx nerveux des organes qu'ils établissent l'harmonie entre les diverses fonctions.

C'est en rétablissant les rapports nécessaires entre les actes de la digestion et de l'assimilation, qu'ils modifient la composition du sang, qu'ils activent les sécrétions. Ces principes posés rien n'empêche d'admettre que le sang modifié circule avec énergie dans les capillaires, qu'il donne de la tonicité et de la résistance aux tissus et qu'il en favorise la régénération par l'impulsion qu'il imprime aux échanges moléculaires qui s'accomplissent sans cesse dans la trame organique. Ce qu'il nous importait de faire ressortir, c'est que les heureux effets produits par nos bains s'expliquent parfaitement sans qu'il soit nécessaire de faire intervenir l'absorption cutanée.

Du reste, il est prouvé par l'expérience que nos bains doivent être placés au premier rang parmi les agents de la médication reconstitutive. Ce qui les distingue avant tout des autres modificateurs de la restitution organique, c'est qu'ils ne provoquent qu'une excitation passagère (elle ne dure que quelques heures) et qu'ils n'amènent pas l'élimination d'une grande quantité d'éléments organiques à la fois. Ils forment pour ainsi dire un analeptique d'un genre tout particulier, par le fait que la stimulation de l'appétit, qui est la conséquence du bain, nous met à même de réparer les pertes suscitées par l'exaltation passagère des fonctions sécrétoires, au moyen d'un régime approprié, pour la qualité et pour la quantité, aux exigences individuelles.

II. *Action des bains de vapeur.*

Nous avons vu précédemment que les émanations spontanées de la source *Ursprung* sont conduites au *Dampfbad*, où elles alimentent les bains de vapeur et les salles des étuves. Réservant pour le dernier chapitre la description de l'établissement, nous pourrions nous borner ici à l'étude de l'action de la vapeur sur l'économie animale. Vu cependant que cet agent, à notre station thermale, trouve le plus souvent son emploi dans le *bain russe*, et que ce puissant moyen balnéo-thérapique n'implique pas seulement un séjour plus ou moins prolongé dans l'étuve, c'est-à-dire dans un air accusant une température de 45° C. environ et saturé de vapeur d'eau, mais encore l'application simultanée de la douche froide, nous croyons faire plaisir à nos lecteurs en étudiant successivement les phénomènes provoqués par ces deux agents.

Les bains russes, placés aujourd'hui au premier rang parmi les agents appartenant à la médication hydro-thermale, ont été, dans ces derniers temps, l'objet d'une étude spéciale, de la part d'un honoré confrère, M. le docteur Frech : *Die russischen Thermaldampf-bæder in Baden-Baden.* Lahr 1862. Ce travail renferme, outre l'historique, tout ce qui a trait à l'administration des bains russes, leur action sur l'organisme et leurs indications; nous lui faisons de nombreux emprunts relatifs aux effets et au mode d'emploi de ces bains.

Effets immédiats des vapeurs chaudes et de la douche froide.

Les premières impressions produites sur l'organisme par l'air humide et chaud varient selon l'idiosyncrasie des sujets. La plupart éprouvent, en entrant dans l'étuve, une sensation de forte chaleur, une anxiété précordiale plus ou moins vive, et une envie pressante d'uriner. Les personnes douées d'une grande excitabilité nerveuse éprouvent des frissons et un tremblement général analogue à celui qui se remarque pendant l'immersion dans l'eau froide, sensations désagréables qui cependant ne tardent pas à céder à un sentiment de chaleur générale. D'autres accusent des tintements d'oreille, dus, sans doute, au manque d'équilibre entre l'air du milieu et celui, plus dense, contenu dans l'oreille interne. Quelques-uns enfin sont pris, dès l'entrée, de céphalalgie sus-orbitaire, d'étourdissements et d'autres symptômes de congestion cérébrale, qui cependant cèdent facilement à l'application de compresses imbibées d'eau froide, sur le front et sur les tempes. Quelles que soient, du reste, ces premières sensations, elles ne sont guère de longue durée ; la tolérance s'établissant, elles disparaissent, et un sentiment de bien-être relatif ne tarde pas à les remplacer. En même temps, les vapeurs chaudes de l'étuve, dont la température dépasse de 10° à 15° C. celle du corps, se précipitent et se condensent, non-seulement sur l'enveloppe tégumentaire, y causant de la moiteur, mais aussi sur les membranes muqueuses qui tapissent les cavités du corps, accessibles à l'air, telles que l'oreille externe, l'oreille interne, les fosses nasales, la cavité buccale et l'arbre aérien.

A mesure que le séjour dans ce milieu se prolonge, l'action de la vapeur sur les fonctions de l'économie se dessine davantage. La peau devient rouge par suite de l'injection de son réseau capillaire; elle se gonfle sensiblement. Une bague au doigt y devient trop étroite. Le pouls prend plus de développement, plus de force et de plénitude. Le nombre des pulsations augmente en moyenne de quarante à soixante par minute. Les battements du cœur sont vivement senties. Les artères du cou et des tempes battent avec violence. La respiration est accélérée et difficile, les inspirations augmentant en moyenne de huit à douze par minute. Une soif vive se fait sentir. La sensibilité et la contractilité musculaires s'émoussent; les mouvements volontaires ne se font qu'avec lenteur. Ces phénomènes pénibles, qui semblent être l'expression du ralentissement de l'hématose, ne tardent pas, du reste, à être sensiblement modifiés par l'irruption de la sueur qui, s'échappant des orifices cutanés des glandes sudoripares, vient inonder toutes les parties du corps. Dès qu'elle se manifeste, le baigneur éprouve un certain soulagement, affectant surtout le rhythme respiratoire. Les inspirations deviennent tout à coup plus amples et plus profondes, souvent même leur nombre tombe au-dessous de la normale. On dirait que les gaz du sang sont parvenus à se mettre en équilibre avec la pression extérieure, faisant cesser ainsi la principale cause de perturbation. Cependant ces modifications favorables ne sont que passagères. Si l'on reste dans l'étuve, comme c'est la coutume pour l'administration des bains russes, il y a recrudescence des phénomènes dont nous venons de parler. La fréquence du pouls va en augmentant. L'oppression se fait sentir de nouveau, l'anxiété atteint un haut degré. Les membres s'affaiblissent de plus en plus, et un moment finit par arriver où le baigneur éprouve le besoin de se soustraire à l'influence de cette chaleur insupportable et de se rafraîchir.

La douche froide qui lui est appliquée, a pour but de faire cesser la chaleur incommode, de modérer la transpiration, de diminuer la tension du sang, de favoriser la sédation du pouls et de la respiration, et de rétablir la sensibilité et la contractilité musculaire dans leur état d'intégrité.

Le premier effet de la douche est le frisson, espèce d'ébranlement nerveux qui se communique de la circonférence au centre. Il est accompagné d'une contraction de la peau, d'une espèce de spasme périphérique, désigné sous le nom de *chair de poule*. A ces phénomènes s'ajoute un léger tremblement convulsif. La respiration est saccadée et anhéleuse; le pouls concentré et dur. Mais peu à peu ces symptômes s'effacent, la spontanéité vitale réagissant sur ces premiers effets. La chaleur, naguère si accablante, est remplacée par un sentiment de fraîcheur pénétrant tout le corps. La respiration devient libre. Le nombre des inspirations diminue; le pouls se calme, reprend de la force et de la plénitude. La peau se réchauffe et se colore au delà du ton naturel. Les muscles recouvrent leur contractilité et leur sensibilité normales, et tous les mouvements se font avec plus d'énergie et plus de liberté. C'est ainsi que s'explique le sentiment marqué de bien-être que l'on éprouve au bout de ce premier période dans l'administration du bain russe.

Nous parlons d'un premier période, puisque d'ordinaire le baigneur rentre dans l'étuve pour s'exposer de nouveau, sur un gradin plus élevé, à une atmosphère plus chaude (accusant 48° C. environ). Là les mêmes phénomènes se reproduisent.

Le corps, qui avait perdu une certaine quantité de calorique par l'application de la douche, commence à se réchauffer. La chaleur du milieu, d'abord assez agréablement ressentie, ne tarde pas cependant à devenir de plus en plus incommode. La respiration et la circulation s'accélèrent de nouveau; on compte jusqu'à cent cinquante pulsations à la minute. Le pouls devient mou et petit, quelquefois même irrégulier. Les fonctions de la peau, auxquelles la douche froide vient d'imprimer une nouvelle activité, s'exercent avec énergie, la sueur ruisselle de tous les pores. La membrane tégumentaire devient de plus en plus rouge, la face se congestionne, la conjonctive oculaire s'injecte. Pendant que l'oppression augmente, la contractilité musculaire diminue. Les mouvements volontaires sont lents et sans assurance, les membres s'affaiblissent de plus en plus, et il arrive un moment où la gêne de la respiration devient telle, que l'instinct de conservation oblige le baigneur à se retirer de ce milieu devenu dangereux, et à chercher de nouveau du soulagement sous la douche froide.

Sous l'influence de celle-ci la nature rentre bientôt dans l'ordre et l'équilibre. L'élasticité musculaire se réveille, la respiration redevient libre, les battements cardiaques se régularisent, et un sentiment marqué de bien-être succède aux phénomènes de congestion cérébrale naguère si inquiétants.

Comme la douche froide n'a pour but que de soustraire au corps un excès de calorique et de solliciter la réaction de l'organisme, elle est suspendue aussitôt que la spontanéité vitale a été convenablement mise en jeu, c'est-à-dire après cinq à six secondes. En aucun cas, elle ne devra se prolonger jusqu'au moment où les phénomènes de réaction rentrent dans l'ombre et, pour cette raison, ne saurait jamais provoquer ce qu'on a appelé à juste titre les phénomènes déprimants indirects. Ces phénomènes, se traduisant par le retour de la sensation de froid, par un tremblement général, par la rigidité des membres, par la pâleur et l'insensibilité de la peau et par un engourdissement général, sont l'expression d'une coërcition du mouvement vital et ne se dissipent qu'à l'aide d'un réchauffement artificiel.

Après cet exposé sommaire des effets immédiats du bain russe, nous entrerons dans quelques détails relatifs au mode d'action si complexe de ce puissant moyen balnéo-thérapique.

Effets physiologiques et mode d'action du bain russe.

Les effets physiques produits par le calorique sur tous les corps sans exception, savoir : la dilatation des solides et l'expansion des fluïdes, deviennent essentiellement physiologiques, lorsque l'influence de cet agent s'exerce sur l'organisme vivant qui, doué de résistance vitale, réagit contre les influences externes. Toutefois ces effets physiologiques, dans leurs manifestations, sont subordonnés aux lois physiques. Comme, suivant ces lois, la chaleur s'exerce d'abord au point de contact, il est naturel que l'enveloppe tégumentaire et les organes respiratoires en ressentent les premiers l'influence.

En ce qui concerne la peau, cette influence porte d'abord sur son tissu propre, qui se dilate et dont la caloricité augmente thermométriquement. En second lieu, la chaleur excite les fonctions de l'organe et donne naissance, par la stimulation des nerfs cutanés, à des actes réflexes. Nous reviendrons plus tard sur l'irritation et la paralysie subséquente des nerfs vaso-moteurs, se traduisant par la dilatation du système vasculaire cutané et l'afflux du sang dans ses vaisseaux.

Ici nous citerons, comme exemple des phénomènes reflexes, un autre fait constant : l'exaltation de l'énergie musculaire qui s'observe dès l'entrée dans l'étuve. Elle est mise en jeu par la stimulation des fibres nerveuses sensibles de la peau, stimulation qui, dans la moelle, se réfléchit sur les nerfs moteurs. Les fibres sensibles qui s'épanouissent dans la peau sont d'abord agréablement affectées par la chaleur, mais plus le séjour dans l'étuve se prolonge, et plus la température à laquelle on s'expose est élevée, plus aussi le sens du toucher s'émousse et plus le pouvoir conducteur des nerfs sensitifs diminue. Aussi les malades constatent-ils que leurs douleurs disparaissent pendant la durée du bain.

D'un autre côté, l'affaissement des puissances musculaires, l'affaiblissement des membres qui succède à l'exaltation des forces, paraît principalement avoir sa source dans un état de fatigue, d'épuisement des filets moteurs, déterminé par l'influence prolongée de la chaleur. N'oublions pas cependant que la diminution de pression subie par l'organisme dans l'atmosphère raréfiée de l'étuve, n'est pas tout à fait étrangère à la production des phénomènes en question — les surfaces articulaires étant, comme nous savons, uniquement tenues en contact par la pression atmosphérique.

Quant aux effets de l'air chaud sur les poumons, il semble, au premier abord, que la diminution de pression doive imprimer de l'activité aux fonctions respiratoires. Il n'en est rien cependant; au contraire, d'autres éléments, d'un ordre supérieur, viennent enrayer ces fonctions. D'abord la stimulation des fibres nerveuses sensibles du derme, stimulation qui, comme nous savons, se réfléchit dans le bulbe sur le pneumo-gastrique, ne nous paraît pas sans influence sur les modifications qu'éprouve le rhythme respiratoire. Nous avons vu plus haut que les inspirations sont moins amples. La cause en est avant tout la diminution de la force mécanique de l'air de l'étuve. D'ailleurs la condensation de la vapeur d'eau sur les parois des vésicules pulmonaires provoque une accélération du rhythme respiratoire, pour suppléer, par le nombre des inspirations, à l'ampliation restreinte des poumons.

D'un autre côté il n'est pas douteux que la respiration d'un air raréfié par l'interposition de la vapeur aqueuse, et n'amenant dans les poumons qu'une quantité d'oxygène, à un moment donné, insuffisante à la complète oxygénation du sang, ne ralentisse l'hématose. Magendie, dans ses expériences sur des animaux soumis à l'action prolongée de l'air chaud, avait déjà remarqué que le sang de ces animaux était noir, moins apte à se coaguler, et moins riche en fibrine que le sang normal, phénomènes que l'éminent physiologiste rapportait à l'oxygénation incomplète du sang veineux. Dans l'étuve humide, un autre élément s'y joint pour troubler la régularité de l'hématose. C'est que l'eau, condensée sur les parois des vésicules pulmonaires, en entravant l'endosmose respiratoire dont ces organes sont le siége, contribue encore à augmenter la quantité d'acide carbonique déjà amassée dans le sang. Si, enfin, on n'oublie pas que l'air de l'étuve, déjà saturé de vapeur d'eau, empêche les poumons de se débarrasser complétement de la vapeur d'eau renfermée normalement dans l'exhalation pulmonaire, on comprendra aisément la dyspnée et l'accélération de la respiration provoquées par un séjour prolongé dans cette atmosphère surchauffée. Il est à remarquer que la quantité d'acide carbonique contenue dans le sang sera d'autant plus considérable, que la circulation générale est plus activée, et partant, le contact du sang veineux circulant dans les poumons, avec l'oxygène inspiré, moins prolongé.

L'accélération des mouvements cardiaques qui s'observe dans l'étuve, est aussi un phénomène réflexe. Elle est produite, suivant quelques observateurs, par l'afflux du sang dans les centres nerveux, suivant d'autres, par la stimulation imprimée aux extrémités nerveuses et se réfléchissant dans la moelle allongée sur le pneumo-gastrique. Cette accélération est telle, que le nombre des pulsations augmente de 30, 40 et même de 60 par minute. Un fait non moins frappant c'est que la force du pouls est toujours en raison inverse de sa fréquence. Ainsi nous observons qu'il devient mou et petit à mesure que le séjour dans l'étuve se prolonge. La première de ces propriétés dérive, selon M. Frech, du relâchement des tuniques des artères, l'autre de la petitesse de l'onde sanguine projetée par le cœur dans l'arbre artériel, petitesse qui a sa source dans la rétention d'une certaine quantité de sang dans les veines et les vaisseaux capillaires, dont les tuniques se relâchent encore plus sensiblement que celles des artères.

Les modifications dont nous venons de parler ne semblent guère influer d'une manière favorable sur l'action fonctionelle des divers organes de la vie. Il n'y a que l'afflux du sang dans le système vasculaire cutané, s'opérant par suite du relâchement des fibres circulaires qui entrent dans la trame de ses vaisseaux, et se tra-

duisant par la rougeur et la turgescence de l'enveloppe
tégumentaire, qui, par les décharges qui en résultent
pour la circulation sanguine dans les organes profonds, par la déplétion de ces organes, exerce une action favorable sur le mouvement des transsudations et
des échanges moléculaires dont les parenchymes sont
le siége. Encore cet effet est-il quelque peu contre-ba-
lancé par le ralentissement de la circulation capillaire
dans les organes profonds, la dyspnée diminuant la
force aspirante de la poitrine.

La seule action du calorique, qui, en s'exerçant,
n'entrave le jeu d'aucune fonction organique, c'est
l'action diaphorétique. C'est aussi cette action en laquelle repose, pour la plus grande part, la valeur du
bain russe comme moyen thérapeutique. La production de la sueur est un acte réflexe, déterminé par
l'afflux du sang dans les centres nerveux. Tous les
éléments de la sueur étant puisés dans le sérum du
sang, il s'ensuit que, plus la transpiration est activée, plus les quantités d'eau, d'urée et de principes
salins enlevées à l'organisme doivent être considérables. Et comme il résulte des observations cliniques
que les pertes éprouvées par le sang sont promptement réparées, en partie il est vrai, par les boissons
ingérées, mais en plus grande partie encore par les liquides puisés dans le propre fonds de l'organisme, il
sera facile d'apprécier la valeur du bain russe comme
agent modificateur de la rénovation organique des tissus et son action résolutive sur les engorgements chroniques.

Pour mieux démontrer les pertes éprouvées par l'économie sous l'influence du calorique dans le bain russe, nous résumerons les résultats des observations de plusieurs expérimentateurs. Suivant M. Frech, les pertes entraînées par la transpiration dans un bain russe à la température de 45° à 50° centigrades et de 30 minutes de durée se représentent par les chiffres suivants :

Pour une personne pesant 50 kilogr. elles sont de 180 à 210 grammes.
   »   »   60   »   »   240 à 270   »
   »   »   77   »   »   285 à 300   »
   »   »   92   »   »   360 à 720   »

chiffres très-élevés, si l'on se rappelle que pendant le même espace de temps, passé dans l'atmosphère normale, les pertes déterminées par la perspiration cutanée et l'exhalation pulmonaire ensemble ne dépassent, en moyenne, 60 grammes. Berger et Delaroche, qui ont fait des expériences sur eux-mêmes, sont arrivés, à peu près, aux mêmes résultats. Berger, après un séjour de 12 minutes et demie dans une étuve chauffée à 41° et 53° centigrades, avait perdu 310 grammes ; Delaroche, après un séjour de 10 minutes dans une étuve chauffée à 37° et 51° centigrades avait perdu 220 grammes. Encore ces chiffres ne représentent-ils qu'une partie des pertes essuyées par l'organisme : celles provoquées par l'action directe de la chaleur. Les pertes *réelles*, provoquées par le bain russe, sont de beaucoup plus considérables. Il est constaté, en effet, que la déperdition produite par la sudation s'étend au delà du bain, qu'elle a lieu encore pendant la période de transition, c'est-à-dire pendant le temps réclamé par les fonctions cutanées pour passer d'un état de suractivité artificielle au calme uniforme de la perspiration insensible. Berger et Delaroche ont fait des expériences à cet égard. Berger, qui était entré dans l'étuve, chauffée à 41° et 53° centigrades, pesant 51^{kil},970, n'avait perdu, en la quittant, que 350 grammes. Au second pesage, 2 heures 8 minutes après, les pertes s'élevaient à 1^{kil},920 (Delaroche, *Expériences sur les effets d'une forte chaleur dans l'économie animale*). Quelle meilleure preuve de l'action puissante du bain russe sur l'économie, que ce dernier chiffre, représentant la vingt-septième partie du poids total de l'expérimentateur!

Cependant, quelque prévalence que, d'après ces considérations, puisse revendiquer l'élément calorique dans l'action si complexe du bain russe, il faut néanmoins reconnaître que la réfrigération n'y participe guère pour une moins large part; elle complète, pour ainsi dire, cette action. Le froid, comme agent perturbateur, a pour objet de solliciter la réaction de l'organisme. Les nerfs du sentiment, émoussés par l'action prolongée du calorique, reçoivent une stimulation énergique par l'application brusque de l'eau froide. C'est à cette stimulation, se réfléchissant dans la moelle sur les filets moteurs, autant qu'à la soustraction du calorique qui l'accompagne, que sont dus le frisson et le tressaillement général qui, au premier moment, affectent si péniblement le baigneur. La réfrigération, en rétablissant la contractilité des vaisseaux superfi ciels, imprime de l'activité à la circulation du sang dans ces vaisseaux; elle appelle le liquide nourricier des cavités du corps vers la périphérie. De là, dans les vaisseaux des organes profonds une vacuité relative, une circulation plus animée; les globules du sang pénètrent dans des vaisseaux qui auparavant n'en admettaient que le sérum, rendant ainsi plus parfaits les échanges endosmo-exosmotiques nécessaires au fonctionnement régulier de ces organes. D'un autre côté, le froid est un sédatif du pouls et de la respiration, quoiqu'il soit hors de doute que la sédation n'est pas engendrée uniquement par une soustraction de calorique. Elle se rattache, elle aussi, à l'excitation des nerfs cutanés par le froid, excitation qui dans la moelle allongée se réfléchit sur le pneumo-gastrique, pour agir ensuite, à la façon des stimulants de ce nerf, sur les organes qui sont sous sa dépendance. Dès que cette action réflexe est mise en jeu, le pouls devient moins fréquent, tout en acquérant plus de force et de développement. Le nombre des inspirations diminue, celles-ci deviennent plus amples et plus énergiques. La surexcitation des autres fonctions de l'économie s'apaise en même temps; un calme uniforme, plein d'harmonie et de spontanéité pénètre insensiblement tous les systèmes organiques. Le développement de l'appétit et un sentiment de bien-être marqué sont l'expression de la réaction générale opérée dans l'organisme sous l'influence du froid.

En résumé, les effets si puissants et si complexes, produits par le bain russe, se réduisent à des actions dynamiques, mises en jeu par les deux agents qui y entrent successivement en action. La violente stimulation des extrémités nerveuses retentit sur les centres et les conducteurs nerveux qui président aux contractions des muscles de la vie animale et de la vie organique. Il n'y a pas jusqu'au grand sympathique qui ne se ressente de cette action. En vertu de l'influence régulatrice que les centres nerveux, par l'intermédiaire du grand sympathique, exercent sur les sécrétions et sur la circulation dans les vaisseaux capillaires, l'économie tout entière éprouve l'action du bain. Cette action est éminemment excitante et, en ce sens, elle s'exerce sur toutes ces fonctions organiques; car les troubles dans la respiration, qui surviennent dans l'étuve et qui, en diminuant la proportion d'acide carbonique exhalé, retardent quelque peu les combustions organiques, ces troubles ne sont que passagers et ne sauraient modifier sensiblement l'effet général du bain. A l'exaltation des fonctions sécrétoires qu'il provoque, le bain russe doit des vertus résolutives, et c'est par la stimulation imprimée à l'enveloppe tégumentaire, formant comme un vaste vésicatoire sur chaque point de la périphérie isolément, qu'il opère de puissantes révulsions. En somme, l'action du bain russe porte sur l'économie entière, laquelle se trouve remuée dans toutes ses profondeurs par ce puissant moyen balnéothérapique.

CHAPITRE IV.

INDICATIONS GÉNÉRALES DES EAUX DE BADE. CONTRE-INDICATIONS.

Nous venons d'étudier longuement l'action physiologique des eaux de Bade dans leur emploi à l'intérieur et à l'extérieur, ainsi que les phénomènes par lesquels cette action se manifeste. Nous avons vu que, selon le mode d'administration, les facultés actives de l'eau s'exercent de manière différente; que les phénomènes accompagnant l'administration interne sont dus à l'absorption intestinale, tandis que ceux qui s'observent à la suite de l'administration externe sont l'expression de modifications déterminées par le bain à la périphérie nerveuse, et finalement nous sommes arrivé à la conclusion que le caractère de cet ordre de phénomènes assigne à nos eaux une place importante parmi les agents de la médication thermale reconstituante.

Partant de ce principe, il nous sera facile de déduire les états pathologiques qui relèvent de nos eaux. Il est aisé de voir qu'elles conviendront avant tout dans les manifestations morbides qui sont l'expression d'un allanguissement des forces conservatrices et réparatrices de l'économie, dans ces cas d'atonie générale liée à une diminution de la résistance vitale des tissus. Par l'heureux privilége dont elles jouissent de n'exercer leur action hypersthénisante qu'à la longue, nos eaux trouvent leur indication même dans ces cas de débilité extrême, où beaucoup d'agents accélérateurs de la rénovation organique ne sauraient être mis en usage sans inconvénient : les uns, parce qu'ils enlèvent à l'organisme une plus grande quantité de chaleur qu'ils ne produisent; les autres, parce que leur action violente sur l'estomac trouble les fonctions digestives. Sous ce rapport, le traitement thermal de Bade nous offre un excellent moyen d'épargner à des organismes délicats des luttes toujours pénibles, souvent dangereuses, quelquefois impossibles chez des personnes épuisées et dépourvues de puissance réactionnelle.

Les eaux de Bade sont encore indiquées dans les lésions fonctionnelles symptomatiques d'un appauvrissement du sang, que celui-ci reconnaisse pour cause une inertie digestive ou un défaut d'énergie des fonctions assimilatrices. Elles constituent enfin un précieux agent altérant dans les maladies dites constitutionnelles, tant originelles qu'acquises, qu'elles soient liées à la présence d'éléments pathologiques dans le sang, ou que les vicissitudes du liquide nourricier soient entretenues par des modifications survenues dans la nutrition de certains organes, à la suite d'inflammations chroniques ou de suppurations vastes et prolongées. Dans ces cas, la régénération du sang se rattache à l'activité imprimée par nos eaux aux fonctions sécrétoires. L'exaltation de ces fonctions, en amenant l'élimination des éléments hétérogènes par les mêmes voies que celles des produits ultimes des oxydations vitales, finit par triompher des tendances vicieuses du sang. Ces modifications heureuses s'accomplissent sans troubles, sans déperdition de forces, puisque l'appétit qui ne tarde pas à se développer permet de compenser les pertes suscitées par la suractivité des organes sécrétoires, moyennant une quantité d'aliments proportionnée à ces pertes. Sous l'influence de la double stimulation, interne et externe, déterminée par les eaux et chaque jour répétée et augmentée, un accroissement de force ne peut manquer de se faire sentir dans les phénomènes de la circulation, dans les élaborations glanduleuses et les mutations moléculaires des tissus. Réciproquement la vigueur de toutes les fonctions organiques entretient la bonne constitution du sang et rend ce liquide apte, en circulant à travers les organes sensibles à son action, à tarir les foyers de suppuration et à amener la résolution des engorgements si fréquents dans quelques systèmes privilégiés de l'économie.

Il résulte de ces données que les indications de nos eaux sont aussi nombreuses que variées. Nous indiquerons sommairement les états morbides qui, en général, sont traités avec succès à notre station. Ils peuvent se grouper sous sept chefs, savoir :

1° Les états pathologiques caractérisés par la transsudation des principes liquides du sang à travers les parois des vaisseaux dans les tissus adjacents. Tous les tissus peuvent être le siége de ces épanchements, qui affectent de préférence la peau, les muqueuses, les séreuses et le périoste.

2° Les engorgements glanduleux, qu'ils soient dus à l'hyperplasie des éléments constitutifs de l'organe ou à la prolifération du tissu cellulaire. La restitution est amenée tantôt par la fluidification des cellules nouvellement formées, tantôt par la dégénérescence graisseuse.

3° Les manifestations de la diathèse scrofuleuse. Il est avéré aujourd'hui que la disposition organique servant de base à cette diathèse, repose dans la structure intime de certains tissus à la fois plus vulnérables et moins aptes à la réparation. Nos eaux modifient le tempérament lymphatique et lui substituent un tempérament sanguin acquis.

4° Les affections rhumatismales, quelle que soit leur manifestation prédominante, quel que soit le système qu'elles occupent dans l'économie et quel que soit leur degré. Nous rangerons encore dans cette catégorie les affections névralgiques se développant à la suite d'exsudations dans les gaînes des nerfs, ou déterminées par la présence d'un exsudat plus ou moins organisé dans les limites des ramifications nerveuses.

5° La pléthore abdominale et les troubles qu'elle provoque dans les fonctions de nutrition et de sanguification, y compris la goutte, si intimement liée à la vénosité abdominale.

6° Les altérations du sang, qu'elles soient produites par la diminution du nombre des éléments globulaires du liquide, comme dans la chlorose, ou qu'elles tirent leur origine de la présence de matières étrangères, comme dans la goutte.

7° L'irritation chronique des membranes muqueuses des appareils respiratoire, digestif et génito-urinaire.

Quant aux contre-indications de nos eaux, elles sont faciles à tirer de l'action de ces dernières. Les manifestations morbides qui contre-indiquent une cure à notre station sont en général celles qui ne comportent aucun traitement thermal. Ce sont, outre les maladies aiguës, les affections dites *organiques* et celles qui sont réputées incurables ou arrivées à un état de chronicité tel que les ressources de l'organisme ne pourraient plus se prêter à un travail de retour ou de résolution. Ainsi, les maladies organiques du cœur et des gros vaisseaux, les paralysies succédant aux apoplexies récentes, l'hydropisie générale, les affections cancéreuses, l'épilepsie, la phthisie éréthique etc. Mais même dans les cas de contre-indication formelle de tout traitement thermal, notre station se recommande par des moyens auxiliaires d'une haute portée. L'expérience démontre, en effet, que certains désordres sympathiques dont s'accompagne tout état organique grave, peuvent subir des améliorations sous l'influence de notre beau climat et des excellentes conditions hygiéniques dans lesquelles se trouvent placés les malades durant leur séjour dans notre charmante vallée.

CHAPITRE V.

INDICATIONS THÉRAPEUTIQUES SPÉCIALES DES EAUX DE BADE.

Nous venons d'exposer sommairement les différents états pathologiques qui rentrent dans la sphère d'action des eaux de Bade. Dans le présent chapitre nous allons présenter un tableau succinct des diverses maladies dans lesquelles nos eaux peuvent trouver leur indication. Pour plus de clarté, ces maladies seront rangées sous deux chefs. Une première série comprendra les affections dites *générales*, c'est-à-dire celles qui sont liées à une altération du sang; dans la seconde série se rangeront celles qui ont leur siége dans les divers appareils de l'économie.

I. *Maladies générales.*

I. *Scrofule.*

Nous n'examinerons pas les différentes théories qui, depuis Hippocrate, ont été émises sur la nature de cette singulière affection; cet examen nous entraînerait trop loin. Nous rappellerons seulement que l'école organicienne désigne par le nom de *scrofule* un état morbide constitutionnel, caractérisé par des inflammations chroniques, survenant du côté de parties molles et des os, et se distinguant par une tendance prononcée à la suppuration et à l'ulcération. La maladie reconnaît presque toujours pour cause une prédisposition congénitale ayant sa base dans l'organisation même de certains tissus et se rapportant en dernier lieu à des vicissitudes dans le groupement des cellules dont la réunion constitue ces tissus. Il en résulte une disharmonie dans la pondération moléculaire, qui, en diminuant la cohésion des parties constitutives, empêche ces tissus d'arriver à leur *summum* de développement. Cette même cause diminue aussi leur force de résistance aux influences morbides, les rend moins aptes à la réparation et en même temps plus portés à subir des métamorphoses regressives. Cette particularité, inhérente aux tissus, ne se révèle du reste par aucun signe extérieur.

Il n'en est pas de même de certaines modifications du côté des fonctions assimilatrices, qui, au contraire, semblent intimement liées à la prédisposition. Aussi ne tardent-elles pas à se refléter dans l'habitude générale des corps, en imprimant à la constitution certains caractères particuliers, dont l'ensemble a été désigné sous le nom peu euphonique d'*habitude scrofuleuse*. L'expérience a démontré que les modifications en question sont de deux sortes. Tantôt un allanguissement de la restitution organique provoque une production anormale de vésicules graisseuses, dont l'accumulation forme de véritables dépôts de graisse dans certaines parties du corps; tantôt la restitution organique trop active, trop précipitée, entrave le développement de quelques systèmes privilégiés de l'économie. Selon la manière dont se traduisent lès modifications en question, on distingue parmi les sujets prédisposés deux types différents et bien caractérisés : le type floride et le type torpide. Les enfants qui présentent le premier type se distinguent par des traits fins, une blancheur mate et une finesse exquise de la peau; leur chevelure est d'ordinaire blonde, soyeuse et peu abondante. Ils ont de grands yeux saillants, mobiles, à pupilles habituellement dilatées. Une couleur rosée répandue sur les joues donne à leur visage un certain air de fraîcheur.

Le cou est long et maigre, la taille élancée, le système osseux délicat et modérément développé. Une particularité frappante chez ces enfants, c'est leur grande activité cérébrale; dès l'âge le plus tendre on admire leur bon sens, leur mémoire et la justesse de leur jugement.

Le type torpide offre des caractères tout à fait opposés. Nous rencontrons ici des enfants joufflus, présentant de gros traits. et dont les membres, par suite d'un certain embonpoint, nous frappent par leurs contours moulés. La tête, comparée à l'ensemble du corps, est d'ordinaire assez volumineuse, particularité qui, d'une part, tient à la masse cérébrale contenue dans le crâne, et qui, de l'autre, est l'expression de l'hyperplasie des éléments graisseux dans les mailles du tissu cellulaire sous-facial. Cette hyperplasie se traduit de bonne heure par le gonflement des ailes du nez et par la tuméfaction des lèvres, particulièrement de la lèvre supérieure. La mâchoire diacrânienne est large et comme carrée. Le ventre est distendu et les chairs, dépourvues d'élasticité, sont d'une mollesse et d'une flaccidité à étonner la main, qui, trompée par les apparences, leur suppose des qualités tout à fait opposées. L'intelligence est peu active, la mémoire obtuse et infidèle.

Tels sont les principaux traits de la constitution scrofuleuse. Hâtons-nous cependant de dire que cette organisation peut être avantageusement modifiée par de bonnes conditions atmosphériques et hygiéniques, sans que plus tard se relève aucune manifestation morbide; tout comme, d'un autre côté, les scrofules peuvent survenir chez des enfants qui, par leur constitution, ne paraissent pas le moins du monde prédisposés à cette maladie.

Le prélude de l'affection scrofuleuse, l'altération par laquelle elle est mise en action, c'est l'engorgement indolent d'un groupe de ganglions lymphatiques. D'ordinaire l'engorgement porte sur les ganglions ayant leur siége sous la mâchoire inférieure et sur les parties latérales du cou; d'autres fois sur ceux placés aux aines, aux aisselles, dans le creux poplité; plus rarement sur ceux renfermés dans le thorax, dans l'abdomen et le bassin. Ces glandes qui dans la jeunesse jouissent d'une grande activité fonctionnelle et dont, par suite de la prédisposition héréditaire, la force de résistance se trouve amoindrie, ces glandes s'irritent sous l'influence d'une impulsion quelconque, tantôt obscure, tantôt appréciable, comme un changement de régime, la respiration d'un air altéré, une nourriture grossière, le froid humide, l'évolution des dents etc. L'irritation provoque et entretient une hyperémie circonscrite, qui ne tarde pas à modifier la nutrition du ganglion.

Il se peut, il est vrai, que le mouvement fluxionnaire s'apaise, soit spontanément, sans cause appréciable, soit à la suite d'un changement de milieu ou de régime, et que la diathèse reste à l'état latent. Toutefois ces cas heureux forment des exceptions. Le plus souvent, l'impulsion donnée, la maladie qui se préparait sourdement au sein de l'organisme ne tarde pas à se dessiner nettement.

Pour bien comprendre l'énergie avec laquelle l'engorgement des ganglions retentit sur tout l'organisme et l'ébranlement qu'il imprime à l'économie, il nous faut considérer le rôle important que jouent les produits de ces ganglions dans la sanguification. Il résulte en effet des travaux récents des physiologistes que certains éléments morphologiques du sang sont de véritables rejetons des follicules dont l'agglomération constitue le parenchyme des glandes lymphatiques. Un fait également reconnu, c'est que le liquide nourricier se régénère sans cesse moyennant l'incorporation d'un certain nombre de particules de nature cellulaire se détachant du contenu des follicules, et constituant l'origine des leucocytes, des globules blancs du sang. D'un autre côté il est prouvé que l'irritation d'un ganglion lymphatique provoque dans son sein une hyperplasie des cellules, en d'autres termes que les follicules augmentent de volume et contiennent, au bout d'un certain temps, beaucoup plus de cellules qu'auparavant. Or c'est ce que nous observons dans la scrofule lorsque, sous l'influence d'un mouvement fluxionnaire, une série de ganglions s'irrite et se tuméfie. L'hypertrophie de ces glandes marchant de pair avec l'hyperplasie de leurs éléments constitutifs, amène dans la lymphe, et par l'intermédiaire de celle-ci dans le sang, une grande quantité de globules blancs. Quelques observateurs prétendent même, qu'à mesure que les leucocytes augmentent dans le liquide nourricier, la régénération des globules rouges se trouve entravée. Ce qui est certain, c'est qu'au bout d'un temps, variable selon le degré d'irritation et le nombre des ganglions affectés, le sang se trouvera modifié dans sa composition par la présence d'un nombre plus ou moins grand de globules blancs. Incessamment en contact avec ces globules, le plasma qui leur sert de véhicule éprouvera des modifications à son tour, et peu à peu il se formera cet état pathologique décrit par Wilks sous le nom d'*anémie lymphatique*.

Pour se faire une idée de la funeste influence que ces modifications vitales s'opérant au sein des ganglions doivent exercer sur la constitution du sang et sur la nutrition des tissus, il faut considérer le double rôle que jouent ces glandes dans les actes organiques. En effet, le ganglion ne fournit pas seulement des corpuscules à la lymphe. Les cellules dont l'assemblage constitue la substance propre du ganglion, extraient, elles aussi, des éléments liquides de la lymphe certains principes afférents à leurs fonctions spéciales. En d'autres termes, il y a au sein de chaque ganglion deux courants parallèles à travers les membranes des cellules, l'un du liquide intracellulaire vers le liquide ambiant, l'autre en sens inverse. Chaque cellule organique donne et emprunte quelque chose à la lymphe, de sorte que les oscillations que subit ce mouvement endosmo - exosmotique ne sauraient rester sans influence sur la composition chimique du fluide qui s'élabore dans la trame du ganglion, pour être versé dans le torrent circulatoire. Ce fluide s'éloignera d'autant plus de la composition normale, que l'énergie vitale du ganglion sera plus profondément modifiée, que la perversion de nutrition y aura atteint un plus haut degré.

Les choses se passant ainsi dans la scrofule, nous sommes autorisés à considérer cette maladie comme une espèce de leucocytose progressive. Aussi trouvons-nous, lorsque la diathèse est très-prononcée, à l'examen microscopique du sang, bon nombre des éléments qui, selon M. Virchow, caractérisent la forme lymphatique de la leucohémie. Ces éléments se présentent sous forme de petites cellules à noyau unique. Celui-ci, assez grand par rapport à la cellule, est le plus souvent nettement dessiné, à contours très-foncés et finement granuleux. Parfois il est tellement rapproché de la paroi de la cellule, que celle-ci semble se confondre avec lui, et le sang ne contenir, en apparence, que de simples noyaux libres.

Le sang étant la source nutritive de l'économie, on comprend que la crase qui constitue la diathèse scrofuleuse ne saurait exister longtemps sans retentir d'une manière plus ou moins frappante sur les fonctions organiques. Aussi voyons-nous, dans tous les systèmes de l'économie, survenir des modifications importantes. L'affluence d'un sang altéré dans les ganglions irrités y allume l'inflammation, qui, le plus souvent, conduit à la suppuration et à l'ulcération, quelquefois même à la destruction complète de l'organe. On voit les enfants pâlir, s'étioler, perdre leurs forces. Ils tombent dans un état de langueur, sont tourmentés par la diarrhée, leurs digestions sont lentes et irrégulières. Les os se consolident mal. Les sécrétions se modifient; presque toutes offrent une réaction acide. On observe en outre que les enfants ont une tendance marquée au larmoiement; leur mucus nasal est abondant et altéré. Leurs urines sont généralement pâles, aqueuses et, selon MM. Balman et Beneke, riches en acide oxalique. Ailleurs les phosphates calcaire et magnésien y prédominent et, selon M. Virchow, elles contiennent parfois de l'acide hippurique.

Les tissus prédisposés, offrant peu de résistance vitale, sont naturellement les premiers à éprouver l'influence de la viciation du sang. Nous avons vu plus haut que la disproportion entre les éléments morphologiques du sang ne saurait exister longtemps sans modifier aussi la constitution du serum. C'est en raison des modifications éprouvées par ce dernier, que les attractions moléculaires entre le sang qui circule dans les capillaires, entre les fluides qui baignent les tissus et les éléments organiques qui constituent ces derniers, se trouvent changées. L'activité des cellules augmente. Elles attirent le liquide intercellulaire avec plus d'avidité et en quantité telle, qu'il leur est impossible de se l'assimiler. Le liquide intracellulaire ne peut donc acquérir le degré de perfection qu'il présente à l'état normal. La vie des cellules en souffre, et à l'examen microscopique ces éléments présentent tantôt les caractères de l'irritation nutritive, tantôt ceux de l'irritation formative, modifications qui expliquent suffisamment l'inflammation ultérieure et toutes les conséquences qui en dérivent.

C'est ainsi que nous voyons, suivant l'âge et l'idiosyncrasie du sujet, en dehors des ganglions dont l'irritation allume la diathèse, poindre des foyers secondaires, tantôt à la surface de la peau, tantôt sur les membranes muqueuses, ici dans le tissu cellulaire, ailleurs dans les os et les cartilages, souvent dans tous ces systèmes à la fois.

Les symptômes locaux semblent essentiellement subordonnés au mouvement organique dans les foyers primitifs. Plus l'hyperplasie des cellules dans ceux-ci est active, plus les phénomènes symptomatiques secondaires sont intenses. D'un autre côté on a remarqué que, de même que l'engorgement des ganglions s'opère le plus souvent au printemps ou sur la fin de l'hiver, de même aussi les symptômes locaux éprouvent un surcroît d'intensité à ces époques de l'année. Pendant l'été, époque de l'année où la restitution organique des tissus se fait en général avec langueur, l'affection s'amende parfois d'une manière si notable, qu'on la croit épuisée; mais l'hiver détruit presque toujours ces espérances trompeuses. La guérison, en effet, n'est définitive que lorsque le foyer primitif qui entretient l'altération du sang s'éteint.

Ce résultat est amené tantôt par la résolution des tumeurs, tantôt par l'induration ou le ramollissement, altérations qui mettent un frein à la funeste activité des ganglions. Dans ce dernier cas il s'opère, au sein de la glande, des métamorphoses caséeuses, produites par une sorte de nécrose anémique et les granulations qui s'y forment ont beaucoup d'analogie avec celles qui caractérisent le tubercule. Elles ont même été envisagées ainsi par la plupart des auteurs. Comme le tubercule, elles peuvent passer à l'état crétacé, changement d'état se rencontrant assez souvent, et constituant, comme nous l'avons dit, un des modes de guérison de la maladie. Bien des fois, cependant, la dégénérescence tuberculeuse des glandes n'est que l'avant-courrière d'altérations du même genre dans d'autres parties du corps, elle allume la fièvre hectique et amène une terminaison funeste par suite de l'épuisement progressif des malades.

Lorsque la maladie a une heureuse issue, le travail inflammatoire dans les foyers secondaires s'éteint, la suppuration, s'il en existe, s'améliore et se tarit, les forces reviennent, les chairs acquièrent plus de ton, la peau perd sa blancheur mate, elle se colore, les muscles et les tendons deviennent plus saillants, les traits de la face plus expressifs. Toutes les fonctions se ressentent de l'heureux changement survenu au sein de l'économie, et la guérison complète s'effectue d'une manière plus ou moins rapide, suivant l'ancienneté de la maladie, suivant la dignité physiologique des organes affectés, suivant la nature des désordres dont ils sont le siége, et suivant les ressources de l'organisme.

La maladie déclarée, on observe presque toujours une certaine régularité dans sa marche. Le tégument externe et les membranes muqueuses sont d'ordinaire le siége des premières manifestations, tantôt successivement, tantôt simultanément. Les dermatoses ont une prédilection pour la tête et la face. Au cuir chevelu et derrière les oreilles on rencontre d'ordinaire l'impétigo ou l'eczéma, à la face l'érythème ou le lupus qui ronge les ailes du nez et les joues. Le tissu cellulaire sous-cutané devient le siége d'abcès et de furoncles.

Du côté des membranes muqueuses les altérations intéressent surtout les muqueuses de l'œil et du sac lacrymal. Toutefois l'inflammation ne s'arrête pas toujours là. Souvent on la voit envahir les glandes de Meibomius ou s'étendre sur la cornée, laquelle se couvre de phlyctènes et d'ulcères, laissant derrière eux des opacités, des adhérences ou des cicatrices. Du côté des conduits auditifs les altérations se traduisent par l'otorrhée, du côté du nez par le coryza, à l'arrière-gorge par des engorgements tonsillaires, dans le vagin par la leucorrhée, dans l'intestin par la diarrhée chronique. Du côté du système osseux la diathèse provoque les symptômes de l'ostéite et de la périostite, de la carie et de la nécrose. Nous rencontrons la carie de l'os temporal et de l'os de la pommette, la nécrose de l'os maxillaire inférieur, la carie et la nécrose du sternum et des côtes, la carie des vertèbres, celle des épiphyses des os longs, de la tête du fémur, des condyles de l'humérus etc. Ces désordres coïncident souvent avec un travail inflammatoire dans l'articulation contiguë à l'os carié. En ces cas l'affection se développe d'ordinaire silencieusement; l'inflammation de la membrane synoviale se propage sans provoquer ni douleur ni mouvement fébrile, et ce n'est que la déformation imprimée au membre par l'accumulation du liquide dans la cavité articulaire qui attire notre attention et nous éclaire sur la nature du mal. Il est rare alors que les différents tissus qui entrent dans la formation de la jointure ne subissent pas de profondes altérations. Tantôt la membrane synoviale s'épaissit, devient fongueuse, sécrète du pus et le verse dans la jointure; les ligaments se ramollissent, et à mesure qu'ils perdent leurs points d'attache au squelette, les surfaces articulaires s'éloignent les unes des autres, en obéissant à la puissance des muscles les plus forts. Ailleurs la capsule synoviale ne résiste pas à la quantité de liquide sécrétée, elle se rompt, s'ulcère et laisse échapper le contenu dans le tissu cellulaire; le pus se fuse dans les interstices musculaires et arrive sous la peau, plus ou moins loin de l'articulation malade, en constituant un abcès migrateur. D'autres fois le tissu qui double la membrane synoviale s'engorge, l'exsudat s'organise et forme de fausses membranes; les extrémités épiphysaires des os se gonflent, le pus s'infiltre, les cartilages se ramollissent et s'absorbent graduellement, le périoste s'hypertrophie, il se forme des abcès communiquant avec la cavité articulaire, les tissus environnants s'indurent, et la fusion des surfaces articulaires donne naissance à des ankyloses plus ou moins complètes.

La guérison de la maladie est, comme nous l'avons dit plus haut, subordonnée à l'étendue et à la multiplicité des désordres. En général longue, elle est cependant plus prompte lorsque les lésions n'intéressent que les parties molles, que lorsqu'elles portent sur les os et les articulations. Abandonnée à elle-même, la durée de la scrofule est indéterminée.

L'expérience a démontré que les eaux chlorurées sodiques s'adaptent le mieux à l'affection qui nous occupe. Elles offrent non-seulement un moyen précieux pour prévenir le développement des scrofules chez les sujets prédisposés, mais elles sont encore conseillées avec avantage dans le but de ramener la constitution du sang à l'état normal, d'arrêter le travail morbide dans les tissus, de provoquer la résorption des exsudats et d'éteindre la diathèse. Les eaux de Bade conviennent surtout dans cette phase de la maladie où les parties molles sont le siége des manifestations morbides, lorsque la diathèse se traduit par des ophthalmies, par des otorrhées, des leucorrhées, des éruptions pustuleuses et vésiculeuses. Dans ces circonstances, les eaux de notre station sont même préférables aux eaux chlorurées fortes de Kreuznach et de Nauheim. C'est que nos eaux, vu leur faible minéralisation, peuvent être employées *intus* et *extra*, quel que soit le caractère de la scrofule, tandis que celles des stations minérales en question sont trop chargées de sels pour convenir à toutes les organisations. Prises à l'intérieur, ces dernières eaux sont mal tolérées par l'estomac, augmentent la diarrhée et sont même tout à fait contre-indiquées dans la forme floride de la maladie.

Dans le traitement de la forme torpide de l'affection on a l'habitude de faire ajouter aux bains d'eau thermale une quantité plus ou moins grande d'eau-mère de Kreuznach, dans le but de les rendre plus stimulants. La même médication convient toutes les fois que la diathèse a atteint un haut degré, qu'elle se manifeste par des dermatoses à forme tuberculeuse, par l'engorgement des articulations, par le gonflement des parties solides du squelette, en un mot, lorsqu'elle a produit des désordres réclamant une révulsion énergique sur l'enveloppe tégumentaire. Selon les circonstances on aura recours aux douches, dont l'expérience a démontré l'utilité dans le traitement des roideurs articulaires et des ankyloses.

II. *Goutte.*

Pour beaucoup d'hydrologues la goutte constitue une contre-indication formelle de tout traitement minéral. Considérant cette maladie comme une diathèse dont il convient de respecter les manifestations et dont il faut se garder de troubler les paroxysmes réguliers, ils estiment que la perturbation produite dans l'organisme par l'emploi des eaux minérales est plutôt nuisible qu'utile.

Nous ne partageons pas entièrement cette manière de voir, qui, en aucun cas, ne saurait s'adapter à toutes les formes de la goutte, et dont un coup-d'œil jeté sur la pathogénie de la maladie fera ressortir le peu de fondement.

Qu'est-ce, en effet, que la goutte? A en croire M. Pidoux ce serait un rhumatisme développé chez des sujets d'une organisation particulière, dans des conditions héréditaires et hygiéniques n'étant pas celles de tous les rhumatisants, opinion, suivant nous, trop exclusive, puisque de l'avis des cliniciens l'ensemble des phénomènes ne permet guère de confondre ces deux affections. Il faut admettre, sans doute, que les personnes prédisposées à la goutte se distinguent d'ordinaire par une complexion particulière, qu'elles présentent ce qu'on a appelé des *formes goutteuses* — de gros os, une grosse tête, une forte charpente, une obésité plus ou moins prononcée ; qu'elles éprouvent fréquemment des troubles dans les fonctions cutanée, respiratoire, hépatique et gastro-intestinale. Mais d'un autre côté on ne saurait nier que la maladie déclarée ne diffère sous plusieurs rapports du rhumatisme. D'abord elle est liée à une viciation de sang : la diathèse goutteuse, *insita renum calculosa constitutio ;* ensuite elle est caractérisée par des accès ; enfin elle atteint spécialement les petites articulations, autour desquelles elle finit par former des espèces de concrétions, se composant d'ordinaire d'urate de soude.

Garrod (*Medico-chirurgical transactions,* 1848) qui, par des expériences répétées, a démontré le premier la présence d'un excès d'acide urique dans le sang des goutteux, prétend que la maladie a sa base dans l'impossibilité où se trouve l'économie de se débarrasser, par les voies naturelles, de l'acide urique amassé dans le sang. Les prodromes des accès et les paroxysmes eux-mêmes seraient déterminés par la présence de cet acide dans le sang et par les efforts faits par l'organisme dans le but de se débarrasser de la matière morbide. Quelque hasardée que paraisse cette opinon, elle trouve sa justification dans l'analyse de la série de phénomènes dont l'ensemble constitue un accès goutteux. Qu'observons-nous, en effet, lorsqu'un accès de goutte vient surprendre le malade ? Nous constatons qu'au début les fonctions cutanées et rénales sont en souffrance, que la peau est froide, sèche et aride, que les urines sont peu abondantes et aqueuses, tandis que la fin de l'accès est caractérisée non-seulement par une transpiration abondante, très-acide et très-riche en urates, mais encore par des urines adondantes, très-acides et laissant déposer un sédiment couleur de brique, composé en grande quantité d'urate de soude. Que conclure de ces faits, si ce n'est que la prédominance d'acide urique dans le sang des goutteux provoque des secousses critiques qui, à leur tour, débarrassent l'économie, par les voies naturelles, de la matière morbide dont la présence entretient la diathèse? Et comment ne pas partager cette manière de voir, lorsque l'observation clinique, d'accord avec la théorie, nous fait reconnaître dans la diathèse goutteuse une pléthore *sui generis,* se traduisant moins par l'abondance des éléments cellulaires que par d'importantes modifications dans la composition chimique du plasma?

Une autre question moins facile à résoudre, c'est de connaître la cause de cette viciation du sang. Généralement on admet qu'elle a sa source dans le régime ordinaire des malades, régime se composant d'une nourriture abondante et très-azotée, dont l'oxydation et l'assimilation ne peuvent s'opérer qu'imparfaitement, à cause de l'inactivité relative de la respiration et du défaut d'exercice, deux conditions se rencontrant d'ordinaire chez les goutteux. On sait que le globule rouge du sang absorbe et retient la plus grande partie de l'oxygène introduit dans les poumons par l'acte respiratoire, et qu'il va offrir ce gaz vivifiant aux tissus organiques, qui se réparent sans cesse à ses dépens. Or il semble que chez les goutteux, à cause de la gêne des phénomènes respiratoires, ces globules rouges, en abondance dans le sang, ne reçoivent qu'une quantité d'oxygène insuffisante à leur propre régénération et par cela même aux oxydations métaboliques des tissus. Par suite de cette pénurie d'oxygène, les mutations moléculaires, qui s'accomplissent dans la trame organique et dont le sang recueille les résidus, se font avec langueur, elles fournissent des produits moins oxygénés que ceux qui, à l'état normal, sont le résultat final de la restitution organique. Nous savons qu'à l'état physiologique l'acide urique qui naît des métamorphoses continuelles des tissus se transforme, aux dépens de l'oxygène qu'il rencontre dans la trame organique, en urée, pour être expulsé sous cette forme par l'appareil uropoiétique et la peau. Il n'en est pas ainsi chez les goutteux. Chez ceux-ci cet acide ne subit pas la transformation normale, s'accumule dans le sang, le vicie, et après un temps plus ou moins long et en vertu d'un mouvement fluxionnaire particulier, se porte, combiné aux bases du sang et aux alcalins qu'il rencontre dans les tissus de l'économie, vers les petites articulations, véritables points d'élection de la maladie, pour y former les dépôts que l'on connaît. D'un autre côté les substances grasses, les liqueurs spiritueuses et autres aliments respiratoires, dont les goutteux, en général, usent largement, ne recevant plus la quantité d'oxygène nécessaire à leur combustion complète, au lieu de se détruire, forment ces amas de vésicules adipeuses caractéristiques de la maladie, phénomènes qui mettent hors de doute que la goutte a sa source dans une perversion de nutrition provoquant, au sein de l'organisme, la formation anormale de principes azotés et hydrocarburés, accompagnée d'une direction vicieuse de ces produits.

Il résulte de ces données que les indications à remplir dans le traitement de la maladie qui nous occupe sont de deux sortes :

1° S'opposer à la formation intempestive des principes morbides, en modifiant le régime des goutteux.

2° Empêcher l'accumulation de ces mêmes principes, en exaltant l'énergie et l'activité fonctionnelle des organes chargés de leur élimination.

La première indication est du domaine de l'hygiène.

La seconde peut-elle être remplie par l'usage des eaux de Bade ?

Il suffit, pour répondre à cette question, de se rappeler ce que nous avons dit en parlant de l'effet physiologique de nos eaux. Nous avons vu qu'elles sont toniques, diaphorétiques et diurétiques. Elles conviendront donc parfaitement dans la goutte. Comme toniques, elles rehaussent la vitalité de l'organisme ; comme diaphorétiques et diurétiques, elles excitent les fonctions cutanées et rénales, débarrassant ainsi l'organisme d'une partie considérable d'acide urique. Moyennant cette élimination on réduit non-seulement la proportion d'acide urique qui se forme sans cesse dans les actes organiques, mais on augmente aussi les chances de transformation en urée de l'acide urique en liberté dans l'économie. Le changement de milieu qu'entraîne forcément une cure à Bade, la respiration d'un air abondant et pur, tamisé par la riche végétation de nos montagnes, l'exercice auquel peuvent se livrer les malades, les changements qu'ils éprouvent dans leur manière de vivre, dans leurs habitudes et leurs occupations — ces circonstances forment autant de médications hygiéniques qui, en se joignant à l'action médicamenteuse des eaux, manquent rarement de ramener l'organisme à l'état physiologique et de l'y maintenir. Aussi est-il de notoriété publique que depuis un temps immémorial les goutteux des pays voisins ont été envoyés à notre station thermale, et que la plupart y ont trouvé du soulagement à leurs souffrances.

Que la goutte soit régulière ou vague, le traitement thermal en atténue presque toujours les manifestations. On conseille d'ordinaire les eaux de la *Murquelle*, à haute dose, au besoin additionnées de sel de Carlsbad ou de carbonate de lithine, concurremment avec des bains généraux ou des bains de vapeur. Sous l'influence du traitement, les paroxysmes de la goutte régulière deviennent, en général, et plus courts, et moins douloureux, et les intervalles qui séparent les attaques s'éloignent de plus en plus les uns des autres.

Cependant ce qui dans le traitement de la goutte constitue le triomphe de notre station, c'est le bain russe. Combien de guérisons obtenues ne l'eussent jamais été sans lui! Aussi doit-on recourir à ce puissant moyen balnéo-thérapique toutes les fois que les ressources de l'organisme ne s'y opposent pas. Nombreux et incontestables sont les succès obtenus par cet agent énergique, même dans les manifestations les plus avancées de la diathèse, comme les ulcères atoniques, la déformation et la paralysie des membres, les ankyloses, la surdité etc. Nous ferons toutefois remarquer que dans les altérations de ce genre, formant la plus haute expression de l'influence arthritique, les bons résultats ne s'obtiendront que par une cure longue, bien dirigée et surveillée par le médecin. Que le malade ne se fasse donc pas illusion. Qu'il ne s'imagine pas qu'une affection diathésique, pour la guérison de laquelle presque toujours tout l'arsenal pharmaceutique a déjà été vainement mis à contribution, puisse se guérir moyennant une ou deux douzaines de bains russes. Dans la goutte atonique, lorsque les lésions sont considérables, il ne faut souvent pas moins qu'une série de soixante à quatre-vingts bains russes pour obtenir un résultat significatif. Ce n'est que sous l'influence d'un traitement énergique que les déformations des membres s'amoindrissent, que les roideurs articulaires s'assouplissent et que l'on voit des membres entièrement impotents recouvrer une partie de leurs fonctions.

Il est du reste suffisamment démontré par l'expérience que la stimulation imprimée aux fonctions organiques par l'usage de nos eaux enraie non-seulement le développement des tumeurs articulaires et des concrétions rénales, mais qu'elle en favorise encore la complète disparition. Celle-ci, en effet, n'est que la conséquence naturelle de la suspension du mouvement fluxionnaire qui alimente, pour ainsi dire, les concrétions. Isolées dans l'organisme, elles se flétrissent, se désagrégent, et les éléments qui les composent rentrent par résorption dans le torrent circulatoire pour être expulsés par les voies naturelles.

Nous terminerons cette courte esquisse par une remarque. C'est celle-ci : bien que chaque saison fournisse des preuves incontestables de l'efficacité du traitement thermal de Bade dans les diverses manifestations de la diathèse goutteuse, il ne nous vient nullement à la pensée de proclamer nos eaux souveraines ou infaillibles dans tous les cas. Nous avouerons volontiers que le succès n'est pas toujours assuré et qu'il y a certainement des gouttes chroniques réfractaires au traitement thermal de Bade. Cependant on peut admettre sans exagération que ce sont généralement celles sur lesquelles aucun traitement minéral n'aurait eu de prise. En outre, il est démontré par l'expérience que dans ces cas rebelles même, les eaux chlorurées faibles de Bade méritent d'être préférées aux eaux salines plus fortement minéralisées et surtout aux eaux minérales alcalines, par la raison, qu'à Bade le malade peut suivre le traitement en toute sécurité, tandis que les eaux alcalines qui passent encore souvent comme spécifique de la goutte et auxquelles on prête la vertu d'alcaliniser l'économie par la neutralisation de l'acide urique libre, déterminent parfois des accidents graves exigeant la suspension du traitement thermal.

III. *Anémie. Chlorose.*

Il y a peu d'années encore, lorsqu'il s'agissait du traitement hydro-minéral de la chlorose et de l'anémie, c'était aux eaux ferrugineuses qu'on avait généralement recours. En conseillant l'administration de ces eaux, le médecin n'avait d'autre objet en vue que d'apporter directement au sang le principe qui lui fait défaut. Le fer étant ainsi considéré comme l'élément réparateur par excellence dans l'appauvrissement sanguin, il n'y a pas lieu de s'étonner que les eaux de Bade, ne contenant ce métal qu'à dose infinitésimale, aient paru *a priori* peu efficaces dans les états pathologiques qui nous occupent. Mais, demanderons-nous, ces apologistes des sources ferrugineuses ne semblent-ils pas un peu oublieux du fait, que le fer, quelque prédominant qu'il soit dans les eaux ferrugineuses, s'y trouve associé à d'autres principes? Ne perdent-ils pas un peu de vue que l'usage thermal de ces sources constitue une médication complexe, empruntant sa valeur et son efficacité *à l'ensemble* des principes minéralisateurs qui entrent dans la composition de l'eau? Et d'un autre côté, ne serait-ce pas se faire une idée peu exacte des conditions de l'organisme dans la chloro-anémie, que de le considérer uniquement au point de vue de l'insuffisance de l'élément ferrique du sang, de vouloir combattre la maladie au moyen de la mixtion de ce principe dans l'économie? En effet, s'il ne fallait qu'introduire des masses de fer dans les voies

digestives pour amener la restauration du sang , le traitement des états anémiques serait des plus élémentaires et les résultats des plus prompts. Or tous les
praticiens reconnaissent qu'il est loin d'en être ainsi.
Au contraire, il est avéré que ce qui réellement fait défaut à l'organisme dans les affections qui nous occupent, ce n'est point le fer, toujours facile à introduire
par l'alimentation, mais la faculté de l'assimiler. Voilà
ce qui frappe le plus souvent d'impuissance la médication martiale. Aussi est-il reconnu que ce que le médecin doit avant tout avoir en vue dans la chloro-anémie
constitutionnelle, c'est de combattre l'inertie nutritive,
de reconstituer les fonctions assimilatrices, en un mot,
de modifier l'organisme d'une manière telle, qu'il con-
sente à se prêter à l'assimilation des aliments plastiques, aliments qui, outre les principes nutritifs, contiennent naturellement, dans leur propre substance,
assez de fer pour pouvoir suffire complétement à la formation des globules nouveaux. C'est encore uniquement en ce sens qu'il faut s'expliquer le rôle du fer
employé comme médicament; il agit comme *apéritif*
et rien de plus. En effet, bien restreint est aujourd'hui le
nombre des thérapeutistes qui estiment que le fer ingéré dans les voies digestives concourt directement, par
absorption, à la reproduction des globules. Au contraire,
d'après l'opinion presque généralement admise, ce métal ne constitue qu'un simple agent dynamique, dont
l'action se borne à stimuler la muqueuse du canal intestinal, à faciliter l'élaboration et l'absorption des aliments. D'après cette théorie, les globules sanguins de

nouvelle formation emprunteraient leur élément ferrique à celui qui se trouve naturellement dans les matières alimentaires, et le fer ingéré comme médicament
serait rejeté par les selles, après avoir provoqué l'excitation intestinale. Nous avouerons du reste volontiers que
cette dernière théorie, quoique généralement admise
par les cliniciens, ne dissipe pas plus que la théorie de
l'absorption directe le nuage qui enveloppe le développement des globules, secret de la vie qui proba-
blement ne se révèlera jamais entièrement.

Cependant si nous ne sommes pas complétement
édifiés sur la manière dont se comporte le fer introduit dans l'économie, pour servir à l'entretien des globules, nous possédons du moins certaines données sur
le mode de rénovation du sang appauvri et déglobulisé,
données qui, comme nous le verrons tout à l'heure,
ne sont pas sans valeur au point de vue thérapeutique. Ainsi les cliniciens avaient remarqué depuis
longtemps que la médication ferrugineuse réussit le
mieux dans les états anémiques caractérisés par une
diminution des globules rouges dans un sang riche en
albumine. Forts de ces observations, ils se croyaient
autorisés à penser que le rôle du fer pourrait bien se
réduire à favoriser la régénération des globules aux dépens de l'albumine du plasma. Cette supposition admise,
leur conduite dans le traitement de l'anémie était
toute tracée. Il importait avant tout d'augmenter la
proportion de l'albumine du sang moyennant une nourriture azotée, médication d'autant plus rationnelle que
non-seulement elle procure à l'organisme l'albumine

qui lui fait défaut, mais qu'elle le met encore à même
de subir simultanément l'influence salutaire du fer,
renfermé naturellement dans les matières animales.
Aussi est-il rare de voir ce traitement échouer dans
les anémies légères, où les forces assimilatrices ont
conservé leur intégrité. S'il n'en est pas toujours ainsi
dans les anémies profondes et constitutionnelles, c'est
que les principes nutritifs des substances alimentaires
n'entrent pas en proportion suffisante dans le sang, à
cause des modifications survenues dans la force d'assimilation. La première indication dans ces cas sera donc
de rendre assimilables les principes azotés des matières
alimentaires en relevant la nutrition. Selon la routine,
on cherche d'ordinaire à obtenir ce résultat moyennant
la médication ferrugineuse. Cependant le fer est loin
d'agir comme spécifique. Au contraire, l'expérience a
suffisamment démontré que toute autre médication tonique, ayant la vertu de combattre la langueur des
forces digestives, peut parfaitement remplacer les fer-
rugineux. Or quel meilleur tonique reconstituant que
les eaux salines de Bade judicieusement employées?
quel meilleur stimulant que cet air vif et pur que respirent les malades à notre station, sans parler de la
valeur hygiénique de l'exercice, des promenades, des
excursions dans les environs montueux et forestiers de
notre charmante vallée, si richement partagée sous tous
les rapports ?

Nous pouvons donc considérer le traitement thermal de Bade comme convenant parfaitement dans tous
les états anémiques, quelle que soit leur origine,

quel que soit leur degré. Que l'appauvrissement du sang ait sa source dans des infractions aux lois de l'hygiène physique ou morale, comme une alimentation insuffisante, une habitation insalubre, mal aérée ou privée de lumière solaire, un travail excessif, l'abus des plaisirs sensuels, des émotions vives, des chagrins prolongés; qu'il soit le résultat de maladies aiguës ou chroniques, ayant la particularité de porter une grave atteinte à la nutrition, comme les fièvres éruptives, la fièvre typhoïde, l'intoxication paludéenne etc.; ou enfin, qu'il soit produit par une déperdition considérable de liquides organiques, par des hémorrhagies, des suppurations abondantes, le catarrhe utérin, des écoulements leucorrhéiques, des pertes séminales involontaires, par des grossesses ou des avortements se succédant trop rapidement, par des accouchements laborieux ou des allaitements trop prolongés, dans tous ces états, qui forment autant d'indications à l'usage de nos eaux, leur emploi rend les plus grands services. Sous l'influence du traitement hydro-minéral, consistant d'ordinaire dans l'usage interne des eaux, concurremment avec des bains frais de courte durée et secondé par un régime analeptique gradué et proportionné aux forces de l'estomac, au milieu des excellentes conditions hygiéniques et atmosphériques que les malades rencontrent à Bade, les forces de l'organisme ne tardent pas à revenir, l'état général s'améliore, la masse sanguine augmente, le liquide nourricier devient plus riche en globules rouges, la peau dépouille son aspect pâle et terreux, le pouls acquiert plus de développement, les palpitations, le bruit de souffle cardiaque et les bruits morbides artériels et veineux disparaissent, et les malades acquièrent une vigueur qui leur permet de faire sans fatigue de longues promenades, résultats ayant d'autant plus lieu de nous étonner, qu'ils ne pourront être mis uniquement sur le compte du fer, cet agent modificateur ne se rencontrant qu'en très-faible proportion dans les eaux de Bade.

Il nous reste à parler d'un état morbide particulier dont l'anémie forme une partie intégrante et constante, état morbide des plus communs, exclusif à la femme et souvent méconnu : la chlorose. Jusqu'à l'époque de la puberté, la pénurie globulaire du sang dans l'un et l'autre sexe ne se traduit guère autrement que par les simples phénomènes de l'anémie. Au moment cependant où chez la jeune fille la sphère génitale s'éveille pour devenir le centre de fonctions nouvelles et impérieuses, fonctions qui exigent une vitalité telle, qu'il semble qu'un être nouveau soit ajouté au premier être, à ce moment se produit dans toute l'économie une révolution fondamentale qui souvent est le signe des plus violentes perturbations. Le système utéro-ovarique, commandant à tout l'organisme, semble détourner à son profit tout l'ensemble des forces plastiques et ne laisser aux autres systèmes qu'un éréthisme nerveux qui en compromet les fonctions normales. D'ordinaire cette langueur des systèmes digestif, circulatoire et sécréteur est passagère, et la concentration première et momentanée de toutes les forces organiques vers l'utérus est bientôt suivie d'une expansion de vie se reflétant dans tout l'organisme. Mais lorsque les troubles nerveux apportés dans les systèmes de nutrition et d'assimilation ont été assez violents pour léser les qualités réparatrices du sang, la compensation ne peut se faire, l'utérus languit sans pouvoir prendre l'influence dont il dépouille les autres organes, et on voit apparaître cet état pathologique tout spécial, la chlorose, accompagné de l'ensemble de perturbations fonctionnelles que l'on connaît.

L'expérience a démontré que les eaux de Bade, par leurs vertus toniques et reconstituantes, ont une influence favorable sur cette maladie. Après un usage plus ou moins prolongé de nos eaux, prises, soit pures, soit coupées avec du petit-lait, concurremment avec des bains d'eau thermale refroidie, les chlorotiques sentent peu à peu leurs forces augmenter et leur appétit s'éveiller. Le dégoût inspiré par certains aliments disparaît, le pouls devient plus résistant, le teint s'anime et les muqueuses perdent leur pâleur. L'utérus se congestionne et le flux menstruel s'établit ou se rétablit moins pénible, plus abondant et plus coloré, la leucorrhée qui le remplace presque toujours disparaît, la sensibilité des malades renaît aux douceurs de la vie et la salutaire activité dont elles se sentent pénétrées contraste singulièrement avec l'état de langueur et de tristesse qui les distinguait lors de leur arrivée à Bade.

II. *Maladies spéciales.*

I. *Maladies de l'appareil digestif.*

A. *Dyspepsie. Gastralgie.* Tout le monde sait que l'exercice de la vie occasionne dans la masse sanguine et dans les tissus organiques des pertes incessantes qui exigent une réparation journalière. Les moyens réparateurs sont fournis par les aliments qui, chimiquement parlant, ne sont autre chose que des matières composées, contenant les principes élémentaires de l'économie dans un certain équilibre et dans un état de combinaison facile à détruire. Les organes gastriques en retirent les principes actifs et les transportent dans le torrent circulatoire, où tous les organes de l'économie viennent puiser les éléments que, au moyen de l'assimilation, ils rendent parties intégrantes de leur propre substance. On conçoit par là l'influence salutaire d'une bonne digestion sur tous les actes organiques et surtout la haute importance du fonctionnement régulier de l'organe qui préside aux préliminaires de la sanguification. Or le fonctionnement régulier de l'estomac est subordonné à plusieurs conditions. Parmi celles-ci doivent être placées en première ligne : une certaine force contractile du viscère et la sécrétion d'un suc gastrique de bonne qualité et en quantité suffisante à la dissolution des aliments ingérés, conditions qui impliquent une certaine activité de la cir-

culation et de l'innervation générales, dont les oscillations en plus ou en moins peuvent également troubler
les fonctions stomacales et engendrer ce malaise inter-
mittent décrit par les auteurs modernes sous le nom
générique de *dyspepsie*. Quoique d'ordinaire il ne soit
qu'un simple symptôme, ce malaise offre par lui-même
assez d'intérêt pour mériter une étude particulière.

Il n'entre pas dans le cadre de ce travail de recher-
cher les causes premières de la dyspepsie. Nous nous
contenterons de dire que l'observation ne lui assigne
que très-rarement des causes directes, comme des
écarts de régime, la trituration incomplète ou l'insali-
vation insuffisante des aliments. D'ordinaire elle est provoquée par un changement subit des conditions hygiéniques qui jusqu'alors avaient gouverné le malade,
comme le passage d'une vie active à l'inaction ou à une
vie sédentaire, une mauvaise alimentation qui vient
remplacer une nourriture abondante et succulente, un
changement de climat etc. Souvent aussi la dyspepsie
se trouve liée à la chloro-anémie, et les deux états pathologiques sont dans un rapport de cause à effet, quoiqu'il ne soit pas toujours facile de décider si la pénurie
globulaire du sang, en modifiant les conditions physiologiques de la digestion, provoque la dyspepsie, ou si
ce sont les troubles digestifs qui ont lésé les qualités
réparatrices du sang.

Chomel, dans son excellente monographie, a décrit
de main de maître les différentes formes sous lesquelles
la dyspepsie peut se manifester. Nous lui emprunterons
quelques notices sur les plus répandues de ces formes,

pour nous occuper ensuite des ressources qu'elles peuvent trouver à notre station.

Une des formes les plus communes de la dyspepsie est la *forme flatulente.* Elle est caractérisée par l'exhalation de fluides gazeux dans l'estomac et dans le intestins, exhalation s'opérant d'ordinaire dans les premières heures qui suivent l'ingestion des aliments. Si les gaz s'accumulent dans l'estomac, il en résulte un sentiment pénible de distension et de gêne à l'épigastre; cette région se ballonne et donne à la percussion le son tympanitique caractéristique des amas gazeux. Ces derniers se montrent presque toujours à gauche, dans la région splénique, circonstance à laquelle on n'a pas manqué de rapporter, quoique à tort, les palpitations de cœur et la gêne de la respiration qui s'observent parfois en ces cas. Lorsque la formation des gaz a lieu en même temps dans l'intestin, elle occasionne, outre la distension du ventre, des douleurs sourdes, erratiques, accompagnées de borborygmes et d'éructations, qui ne cessent qu'avec la résorption des gaz épanchés ou après leur expulsion soit par la bouche, soit par le rectum.

Les troubles digestifs peuvent encore revêtir d'autres caractères. Ainsi, les personnes affectées de *dyspepsie boulimique* sont tourmentées par une faim dévorante, que cependant elles ne peuvent assoupir sans provoquer des nausées, des régurgitations ou des vomissements alimentaires. Quelquefois les vomissements sont bilieux ou muqueux; ailleurs une diarrhée abondante s'y joint, épuise les forces et explique suffisamment l'éloignement de ces personnes pour les exercices musculaires et tout ce qui réclame une certaine contention d'esprit.

La *dyspepsie acide* tire son nom des renvois acides qu'elle provoque. Ces renvois provenant d'une hypersécrétion de la membrane muqueuse de l'estomac se révèlent souvent à distance par l'odeur *sui generis* qu'ils exhalent. L'appétit est bizarre; il existe surtout une grande répugnance pour tous les aliments acides, de même que pour ceux qui, par leur dédoublement dans les voies digestives, peuvent donner naissance à des combinaisons acides.

Nous avons vu plus haut que l'action des eaux de Bade est digestive et tonique, il n'était donc que logique de les employer contre la dyspepsie. L'expérience clinique est venue sanctionner l'induction, et il n'est pas de saison où bon nombre d'heureux résultats obtenus par nos eaux ne viennent confirmer à nouveau les espérances que leurs propriétés physiologiques avaient fait concevoir. Il est rare que l'emploi à l'intérieur de l'eau de Bade, concurremment avec des bains tièdes d'eau minérale et des douches en pluie, ne donne de bons résultats dans les troubles dyspeptiques. L'usage interne de l'eau augmente la tonicité de la membrane muqueuse de l'estomac, modifie l'innervation de l'organe et régularise la sécrétion du suc gastrique, tout en changeant ses qualités. L'appétit redevient normal, les renvois et les vomissements cessent, la digestion s'opère avec promptitude et régularité, la diarrhée, s'il en existait, disparaît, modifications d'autant plus favorables qu'elles ne sont pas sans retentissement sur le moral du malade, auquel elles impriment plus de ressort et plus d'énergie. S'il y a constipation et qu'il soit indiqué de stimuler en même temps la sécrétion de la membrane muqueuse intestinale, on additionnera l'eau thermale de la quantité nécessaire de sel de Carlsbad, de sulfate de magnésie ou de sulfate de soude, selon les indications spéciales. Les bains frais et les douches sur la colonne rachidienne constituent, comme nous l'avons déjà dit, de puissants adjuvants de la cure interne, et souvent on réussit par la combinaison intelligente de ces différents moyens balnéo-thérapiques à triompher de dyspepsies qui ont résisté à toutes les médications rationnelles et empiriques, y compris l'usage des eaux bicarbonatées carboniques si vantées en pareil cas.

Une autre maladie de l'estomac qui nous occupera quelques instants, c'est la *gastralgie*. Elle se rencontre fréquemment chez des personnes irritables, et, comme son nom l'indique, est caractérisée par des douleurs vives, tantôt lancinantes, tantôt dilacérantes, revêtant presque toujours la forme d'accès avec exacerbation et rémission. Ces crises, d'ordinaire si violentes, atteignent parfois un degré d'atrocité tel, qu'elles provoquent des convulsions et même des syncopes. La durée des accès varie de quelques minutes à quelques heures et le plus souvent ils s'accompagnent de nausées, de régurgitations ou de vomissements. Ces crises douloureuses se renouvellent à des époques plus ou moins rapprochées, sans que pour cela les intervalles soient exempts de tout malaise. La plupart des gastralgiques, en effet, éprouvent, du côté des organes digestifs, des troubles permanents se traduisant soit par des pesanteurs, soit par des tiraillements ou des crampes. Les uns sont tourmentés par des renvois, des palpitations, de la constipation, d'autres sont frappés d'atonie génitale, et dans leurs fonctions on constate ces modifications sans nombre qui portent à la tristesse et engendrent l'hypochondrie.

Quant aux prétendues causes de la maladie, elles ont été appréciées de différentes manières. Les anciens auteurs, vu la fréquence de la gastralgie chez les personnes observant le régime du carême dans toute sa rigueur, ont accusé le jeûne et l'usage exclusif des aliments maigres comme causes du mal, et sans doute elle a sa valeur cette circonstance étiologique. Mais qui osera soutenir que le régime opposé ne puisse produire le même effet? Cette alimentation stimulante qui est entrée dans nos mœurs, tous ces mets de haut goût, les boissons excitantes et glacées, l'absinthe, le thé, les vins mousseux, les eaux chargées d'acide carbonique qui surexcitent et épuisent l'innervation de l'estomac, ne constituent-ils pas autant de causes de la gastralgie, particulièrement chez les hommes? Et ne doit-on pas attribuer les mêmes effets à un autre genre d'alimentation tant en vogue de nos jours chez certaines jeunes femmes du grand monde — alimentation aussi peu conforme à une bonne hygiène que le régime stimulant — à cette habitude singulière de ne prendre toute la journée que de la pâtisserie, des sucreries, de

la limonade et des sirops de tout genre à l'exclusion
de toute nourriture substantielle et convenable?

Quoi qu'il en soit de ces causes différentes, il est
d'observation que les eaux de Bade prises à l'intérieur,
amènent sinon une guérison complète, du moins une
atténuation considérable des accidents névralgiques. Il
est vrai, ces eaux n'ont aucune action directe sur l'élément douleur; mais en modifiant les conditions générales de l'organisme, elles régularisent en même temps
les fonctions de l'innervation. Il y a néanmoins des gas-
tralgies où le traitement interne, employé seul, ne saurait remplir toutes les indications, et dans ces cas c'est
au médecin qui dirige la cure d'associer à l'usage interne des eaux, selon les exigences individuelles, les
bains généraux et les douches ou les moyens thérapeutiques propres à rehausser les ressources que présentent les eaux.

B. *Engorgement du foie. Vénosité abdominale. Ictère.
Calculs biliaires. Hémorrhoïdes.* Les eaux de Bade
n'ont pas la prétention de guérir les maladies du foie
qui sont l'expression d'une prolifération ou d'une dégénérescence des éléments organiques de la glande hépatique, comme le cancer, les tubercules, le cirrose,
le foie gras etc., l'expérience ayant démontré que les
eaux minérales en général offrent peu de ressources
contre ces altérations, qui le plus souvent sont l'apanage
d'un état cachectique. Il n'en est cependant pas ainsi
du simple engorgement du foie. Cet état morbide, qui
reconnaît pour cause la stagnation du sang dans les
ramifications veineuses interlobulaires, est souvent

avantageusement modifié par une cure à Bade, surtout lorsque l'engorgement s'est développé consécutivement à des troubles fonctionnels de l'appareil digestif, indépendamment d'une maladie organique du cœur (rétrécissement des orifices, insuffisance des valvules) ou d'un emphysème pulmonaire. Lorsque l'eau de Bade se trouve indiquée, elle s'emploie à la dose de quatre à six verres, soit pure, soit additionnée d'une certaine quantité de sel de Carlsbad, concurremment avec des bains froids et des douches en pluie appliquées *loco dolenti.*

Nous faisons remarquer en outre que la médication thermale doit se continuer pendant longtemps, car ce n'est qu'à la fin de la cure, souvent même assez longtemps après la cessation du traitement, que l'action bienfaisante de l'eau se fait sentir. Selon les circonstances, le médecin qui dirige le traitement conseillera l'eau minérale coupée avec du petit-lait, ou aura recours à une cure séro-lactée qui, dans les cas de vénosité abdominale, produit presque toujours de favorables résultats.

Lorsque la pléthore et la torpeur abdominales sont causées par la disparition d'hémorrhoïdes fluentes et périodiques, l'emploi méthodique de l'eau de Bade a pour effet d'activer la circulation du sang dans la sphère abdominale, de rétablir l'écoulement hémorrhoïdal et de le régulariser.

S'il existe des bourrelets hémorrhoïdaux internes ou externes, accompagnés de douleurs, de cuisson, de prurit, de suintement, d'un prolapsus de la membrane muqueuse du rectum, **les malades** retirent un grand bénéfice de l'usage de l'eau thermale en boisson et en bains, concurremment avec l'application locale des douches ou de la vapeur minérale. Nous faisons toutefois remarquer qu'au début de la cure beaucoup de personnes voient avec effroi les veines hémorrhoïdales se congestionner davantage et les bourrelets variqueux devenir plus saillants ou plus rénitents ; mais ces phénomènes ne sont que passagers et la détente qui ne tarde pas à s'opérer sur tous les organes abdominaux et l'affaissement des tumeurs qui la suit de près, ne laissent bientôt plus de doute sur l'heureux effet du traitement.

Une autre maladie du département hépatique, au traitement de laquelle les eaux de Bade se montrent appropriées, c'est l'ictère idiopathique, cette maladie singulière, dont les conditions étiologiques ont tant occupé les pathologistes. Il ne nous appartient pas d'examiner la valeur des diverses opinions émises par les auteurs sur l'origine de cet état pathologique, qui suivant les uns serait l'expression d'un arrêt subit dans la sécrétion biliaire par suite d'un ralentissement de la circulation dans les capillaires du foie, et suivant les autres dépendrait d'une supersécrétion biliaire, suivie de résorption par les vaisseaux lymphatiques de la glande hépatique. Qu'il nous suffise de dire que la maladie est souvent traitée avec beaucoup d'avantage à notre station. Les eaux de Bade, en stimulant les propriétés vitales de la glande hépatique, rendent aux conduits biliaires une tonicité nouvelle, accélèrent le cours de la bile et régularisent la circulation capillaire de la glande.

Le traitement thermal de Bade est encore utilement conseillé contre les coliques hépatiques occasionnées par la présence de calculs dans les voies biliaires. Loin cependant de nous la pensée de vouloir reconnaître à nos eaux minérales un pouvoir dissolvant ou fluidifiant sur les concrétions de cholestérine ou de matière colorante. Leurs prétentions sont plus modestes; leur action consiste tout simplement à accélérer le cours de la bile rendue préalablement plus liquide, et à stimuler les mouvements fibrillaires de la vésicule biliaire et des canaux que doivent traverser les concrétions avant d'arriver dans le duodénum.

Un fait démontré par l'expérience et qu'il importe de ne point passer sous silence, c'est que le traitement thermal des calculs biliaires exige beaucoup de précautions et de surveillance. Une cure mal dirigée provoque souvent des coliques hépatiques qui découragent les malades et réclament, outre l'emploi de moyens pharmaceutiques, la suspension du traitement thermal, que du reste l'on reprendra avec mesure après la cessation des douleurs. Le traitement consiste dans l'emploi des eaux en boisson, à la dose de trois à six verres et en bains quotidiens de courte durée, continués pendant quatre à six semaines, selon les circonstances.

C. *Angine.* L'expérience a démontré l'utilité du traitement thermal de Bade dans les affections chroniques des membranes muqueuses de l'arrière-bouche et du pharynx, y compris les angines gutturale et pharyngée ayant un lieu d'origine avec une manifestation cutanée. Dans ces différents cas, l'eau est administrée en boisson, en gargarismes et en inhalations, concurremment avec des douches appliquées sur la nuque et la partie antérieure du cou.

II. *Maladies de l'appareil respiratoire.*

A. *Coryza. Ozène. Laryngite. Bronchite et pleurésie chroniques.* Les eaux de Bade réussissent très-bien dans le coryza et l'ozène simple, surtout lorsque ces affections sont l'expression de la diathèse scrofuleuse. Sous l'influence du traitement thermal, qui consiste dans l'emploi de l'eau en injections et dans l'aspiration par le nez de la vapeur d'eau minérale dans la salle aménagée *ad hoc,* la sécrétion pituitaire ne tarde pas à diminuer et la vitalité de la membrane elle-même revient peu à peu à son état normal.

Parmi les affections des organes respiratoires contre lesquelles nos eaux sont administrées avec succès, nous rangerons encore la laryngite chronique simple, et même la laryngite ulcéreuse, lorsque celle-ci n'est pas l'expression d'une tuberculisation pulmonaire ou de l'infection syphilitique. L'action favorable du traitement ne tarde pas à se produire. La voix altérée reprend son timbre normal, la douleur locale et la toux se calment, et avec la plénitude de leur santé, les malades retrouvent presque toujours l'exercice d'une profession auparavant compromise ou perdue. Lorsqu'il existe des ulcérations, la médication thermale en modifie la sécrétion, on voit leur fond se déterger de plus en plus, et lorsqu'elles n'intéressent que la muqueuse et qu'elles n'ont pas amené une perte de substance trop considérable, elles peuvent même se cicatriser complétement. Cependant, dans ces cas difficiles, la médication thermale ne saurait remplir à elle seule toutes les indications, et c'est au médecin de faire entrer dans le traitement les astringents et au besoin les caustiques appliqués *loco dolenti.*

Le traitement, à notre station, de la bronchite chronique, accompagnée ou non de bronchorrhée, d'emphysème ou de dilatation des bronches, a fourni d'excellents résultats. Les eaux, dans ces cas, s'administrent tantôt pures, tantôt coupées avec du lait ou du petit-lait, selon les circonstances. Sous l'influence du traitement la sécrétion bronchique augmente d'abord; mais peu à peu la toux diminue, les crachats devienplus rares, ils perdent leur couleur jaune verdâtre et leur opacité pour devenir plus filants, plus clairs, plus sensiblement muqueux, d'une expectoration plus facile, et finissent par disparaître complétement ainsi que la dyspnée, cette complication si fréquente de la bronchite chronique.

Les malades affectés de catarrhe bronchique avec bronchorrhée dont l'origine remonte à quelques années, doivent en outre se rendre tous les jours au *Dampfbad* pour faire des inhalations de vapeur d'eau minérale. Dans les cas rebelles nous mettons en action les vertus révulsives des sources en prescrivant des douches d'eau minérale à 42 degrés centigrades. et d'une durée de trois à quatre minutes sur la partie inférieure du corps et surtout sur les pieds.

Les pleurésies chroniques avec épanchement ayant résisté à tous les moyens thérapeutiques sont souvent guéries par une saison plus ou moins prolongée à Bade. Les vertus bienfaisantes du climat si doux de la vallée de l'Oos, jointes à celles de l'eau minérale, coupée ou non avec du petit-lait, favorisent hautement la résorption des épanchements pleurétiques, si redoutés à juste titre, à cause de leur tendance à la tuberculisation.

B. *Phthisie pulmonaire.* La question relative au traitement thermal de la phthisie a de tout temps soulevé de nombreuses controverses. Bon nombre de praticiens, se basant sur l'action stimulante des eaux minérales et surfaisant le rôle que l'on peut attribuer judicieusement à la congestion et à l'inflammation dans le développement de la maladie, n'hésitent pas à proscrire tout traitement hydro-minéral dans la phthisie pulmonaire. Ces craintes, reconnues exagérées de tout temps, ne nous paraissent cependant plus justifiables dans l'état actuel de la science. Car, sans parler d'un fait constaté depuis longtemps, savoir que l'excitation, cette propriété caractéristique des eaux minérales, peut, suivant qu'elle est dirigée sur tel organe, sur tel produit morbide, se changer en une action résolutive ou reconstitutive, il est non-seulement prouvé aujourd'hui que le tubercule se développe indépendamment de tout travail inflammatoire, mais tout porte même à croire que l'inflammation du parenchyme pulmonaire, lorsqu'elle se tient dans de certaines limites, peut favoriser la résorption du produit morbide. Nous allons entrer dans quelques considérations histologiques sur la pathogénie et sur l'évolution du tubercule pour faire ressortir la vérité de ce que nous avançons.

Quelle est, en effet, l'origine du tubercule? D'après la théorie généralement admise aujourd'hui, celui-ci a pour point de départ le tissu conjonctif interlobulaire; il n'est autre chose que l'agglomération d'une infinité de cellules plasmatiques, modifiées dans leur vitalité, à la suite d'une déviation du type normal de nutrition. Cette modification cellulaire est parfaitement connue dans toutes ses phases, grâce aux recherches des micrographes, dont voici en quelques mots les résultats.

Si dans la période de développement on isole les éléments constitutifs du tubercule, on observe, à l'aide du microscope, tantôt une agglomération de petites cellules à noyau unique, la plupart d'une exiguité telle, que la membrane cellulaire semble accolée au noyau, tantôt des cellules hypertrophiées dont le noyau s'est multiplié par la division en douze, vingt et même trente noyaux secondaires. A cette phase de son évolution il n'est pas rare de voir des vaisseaux capillaires se répandre dans la petite tumeur. Cependant ils ne tardent pas à s'affaisser, à mesure que le tubercule se développe par la prolifération des cellules; ces éléments, par la pression qu'ils exercent les uns contre les autres, finissent même par étouffer dans les vaisseaux toute circulation sanguine. A une époque plus avancée de son existence, lorsqu'il a acquis un certain volume, le tubercule subit d'ordinaire au centre, là où se trouvent les vieilles cellules, la dégénérescence graisseuse. Le liquide intercellulaire disparaît peu à peu, les cellules se froncent et le centre du nodus devient jaunâtre et opaque. Procédant du centre à la périphérie, ce travail de régression envahit peu à peu la totalité de la petite tumeur, et comme presque toujours celle-ci s'est réunie sur ces entrefaites à d'autres produits voisins, l'inspection ne révèle, à un moment donné, que des masses plus ou moins volumineuses, homogènes, jaunâtres, d'un aspect mat, se laissant écraser sous le doigt comme du fromage. Tôt ou tard cette masse tuberculeuse change encore une fois d'aspect et de nature. Le plus souvent le ramollissement dont elle est le siége finit par la réduire à l'état de bouillie; d'autres fois elle se dessèche et subit la transformation crétacée.

Voilà la marche naturelle du tubercule, considérée d'une manière abstraite. Dans l'espèce, on le comprend, la question se complique de diverses considérations.

D'abord il faut compter avec le tissu au milieu duquel le tubercule se développe. On conçoit facilement que le produit morbide, formant comme un corps étranger, doit irriter le tissu ambiant et en modifier la vitalité. Il est tout naturel aussi, que cet excès de vitalité du tissu pulmonaire ne peut manquer de réagir à son tour sur le tubercule et d'en influencer les évolutions successives.

D'après une loi générale de l'économie, les organes sont d'autant plus susceptibles de recevoir des modifications vitales, que leur richesse vasculaire est plus

grande et leur activité fonctionnelle plus prononcée. Or
ces deux qualités se trouvent réunies au plus haut degré
dans les poumons. On sait combien ces organes par
leurs fonctions comme chambres pneumatiques pour
la digestion de l'air et l'élimination des gaz nuisibles,
ainsi que par leur structure et leurs rapports anatomi-
ques avec les gros vaisseaux, sont sujets aux congestions
et aux inflammations. Il n'est donc pas étonnant que le
tubercule, dans ses différentes métamorphoses, sollicite
dans le tissu pulmonaire en contact avec lui, un travail
inflammatoire avec tendance à la suppuration et à la
formation de cavernes. Il n'est pas douteux non plus que,
envisagée uniquement à ce point de vue, l'inflammation
péri-tuberculeuse ne constitue une complication des plus
fâcheuses. Mais ce qui a été assez généralement méconnu
jusqu'à présent, c'est qu'à part le caractère destructif
qui lui est propre, l'inflammation péri-tuberculeuse en
présente un autre, qu'il n'est plus permis de négliger
à cause de sa haute portée thérapeutique. Nous voulons parler de l'antagonisme que fait le travail phleg-
masique péri-tuberculeux, sthénique dans son essence,
au travail morbide regressif, inhérent à la masse tuberculeuse elle-même. Cet antagonisme, il est reconnu,
s'exerce le plus souvent dans un sens défavorable à la
réparation tuberculeuse, et cela parce que l'inflammation du tissu pulmonaire, en raison des différentes réactions de l'organe, présente quantité d'irrégularités dans
sa marche, son étendue et son degré d'intensité. Mais
il n'est pas moins vrai que la congestion péri-tuberculeuse, lorsqu'elle ne dépasse pas un certain degré et

qu'elle se limite à un espace restreint, ne peut manquer d'exercer une influence réparatrice sur le tubercule, soit en arrêtant le processus morbide, soit en amenant la transformation crétacée du produit, ou même en favorisant la cicatrisation des cavernes déjà formées.

Le tubercule, il est généralement reconnu aujourd'hui, ne parcourt pas fatalement toutes les phases destructives qu'on lui connaît. Tous les jours les autopsies nous montrent qu'il est susceptible de guérison à toutes les périodes de son développement. Et puis, tous les praticiens n'ont-ils pas soigné des tuberculeux chez lesquels, après un traitement plus ou moins long, l'examen stéthoscopique le plus minutieux ne relevait plus aucune trace de lésion pulmonaire? Comment expliquer la disparition de toute une série de phénomènes bien constatés, si ce n'est par un point d'arrêt dans le processus morbide, suivi d'un retour à la santé? A ceux qui douteraient encore de la force médicatrice que la nature déploie souvent dans la maladie qui nous occupe, nous recommandons la lecture d'une série d'observations réunies par notre excellent confrère M. le docteur Hugues, dans un mémoire lu devant le Congrès de Lyon en 1864 (*La curabilité de la phthisie pulmonaire devant le Congrès médical de Lyon*), observations de nature à convaincre les plus sceptiques.

Si à la clarté de ces données nous allons nous demander quelles sont pour le médecin les indications à remplir dans le traitement de la phthisie, nous voyons qu'elles sont de deux sortes : 1° mettre un frein à l'entraînement tuberculeux; 2° tenir dans des limites médicatrices la zône vasculaire péri-tuberculeuse.

Pour ce qui regarde le premier point, nous devons avouer que la médication thermale, non plus qu'aucune autre, ne saurait s'adresser au tubercule lui-même, qu'aucune ne saurait étendre son action au delà du tissu encore relativement sain, qu'aucune ne saurait influencer directement les parties du poumon déjà envahies par la dégénération. Sous ce rapport, tout ce qu'on pourra obtenir par le traitement, c'est d'immobiliser la tuberculisation et cela en modifiant la nutrition et en augmentant l'énergie vitale du sujet affecté, le rendant ainsi plus apte à résister aux causes qui provoquent les poussées tuberculeuses. La médication qui, suivant l'expérience, remplit le mieux ce but, c'est la médication tonique.

Pour décongestionner le tissu pulmonaire pérituberculeux on doit, au contraire, avoir recours à une médication sédative et hyposthénisante.

L'une et l'autre de ces médications se trouvent remplies par l'emploi judicieux des eaux de Bade. L'expérience ayant démontré cependant que l'eau minérale pure est trop excitante pour des malades chez qui il faut se tenir sans cesse en garde contre les hémoptysies, il est d'usage depuis longtemps à notre station, de mitiger cette action excitante, en coupant l'eau thermale avec du petit-lait, dont la proportion variera suivant l'âge et le tempérament du malade et les caractères plus ou moins accentués de la maladie. Par l'addition du petit-lait l'eau de Bade perd ses propriétés excitantes et n'agit plus que comme tonique et reconstituant sur l'organisme malade, celui-ci se trouvant non-seulement sous l'influence des principes minéralisateurs de l'eau, dont le principal représentant, le chlorure de sodium, est un agent direct de la nutrition, mais encore sous l'influence du petit-lait, agent indirect de la nutrition, par la propriété qu'il possède de ralentir l'usure de la fibre organique et d'en rendre moins urgente la réparation.

Le malade prendra ce mélange à doses lentement progressives, de deux à cinq verres à vingt minutes d'intervalle, et si l'état de ses forces le lui permet il se rendra dans le courant de la matinée au *Dampfbad* à la chambre d'inhalations, pour y exposer ses poumons à l'action bienfaisante de la vapeur d'eau minérale. Le temps que le malade passera dans cette chambre variéra selon les données fournies par l'auscultation et la percussion, et sera fixé par le médecin qui dirige la cure. C'est dans la première période de la phthisie que les aspirations de la vapeur de l'*Ursprung* conviennent essentiellement. Les émanations de la source pénètrent sans effort les vésicules pulmonaires et modifient la nutrition de l'organe tout entier, sans produire cette excitation générale si commune après l'inhalation de vapeurs sulfureuses et iodées, excitation qui, par une réaction fébrile trop vive, détermine souvent des accidents fâcheux.

L'expérience ayant démontré que les bains entiers d'eau minérale et les douches générales sont d'ordinaire plus nuisibles qu'utiles aux phthisiques, quel que soit le degré de leur affection, nous ne leur permettons généralement, comme accessoire du traitement interne, que des demi-bains et des douches sur le bas des jambes et les pieds, ou l'immersion des jambes dans l'eau minérale avant l'heure du dîner.

La médication thermale ainsi modifiée convient surtout aux personnes présentant les symptômes caractéristiques de la première période de la phthisie, tels que : amaigrissement, toux sèche, essoufflement, douleurs vagues dans la poitrine, matité sensible et absence d'élasticité dans la région sous-claviculaire à la percussion, et à l'auscultation : murmure vésiculaire affaibli, respiration rude et prolongée, retentissement de la voix, râles sous-crépitants etc.

Pendant les premiers jours du traitement, il est vrai, la toux augmente presque toujours; mais peu à peu elle diminue et finit même quelquefois par disparaître complétement au bout d'un temps plus ou moins long, suivant le caractère de la maladie. Des changements non moins favorables s'observent à l'égard des autres phénomènes morbides. Les malades respirent plus librement, ils acquièrent de l'embonpoint et leurs forces se relèvent. Une matité moindre, une respiration plus égale et moins rude, enfin la disparition des bruits anormaux semblent indiquer un point d'arrêt dans l'aberration de la force plastique et une modification du terrain organique propre à la germination des tubercules.

Quand l'affection est arrivée à sa seconde période,

caractérisée par des crachats purulents, de la dyspnée,
du souffle caverneux, de la diarrhée, des sueurs co-
pieuses, quand des hémoptysies fréquemment répétées
indiquent la gravité du mal, les eaux sont formelle-
ment contre-indiquées. On peut néanmoins espérer de
soulager les malades en les plaçant dans les bonnes
conditions atmosphériqnes et hygiéniques qui se rencontrent à notre station. L'air doux et pur de la vallée
de l'Oos et le régime lacté auquel se soumettront les
malades, provoquent presque toujours une réaction
favorable, et plus d'une fois on est parvenu, à l'aide
de ces simples moyens, à prolonger des existences qui
semblaient irrévocablement compromises.

III. *Maladies de l'appareil génito-urinaire.*

A. *Gravelle urique. Catarrhe vésical.* Une des indications les mieux marquées des eaux de Bade est leur
action favorable sur la gravelle urique, affection presque toujours diathésique et, comme la goutte, l'expression de la prédominance de l'acide urique dans les
liquides de l'économie. Les malades rendent d'ordinaire
des urines claires, mais laissant déposer par le refroidissement, outre un sédiment organique plus ou moins
épais, une certaine quantité de sable rouge, criant
sous le doigt, ou de petits graviers isolés. Ces dépôts augmentent à la suite des fatigues et des excès de
table.

Lorsque les graviers constituent l'apanage de la
goutte, on leur opposera le traitement qui convient à

cette dernière maladie. Dans le cas contraire, lorsque l'affection doit être considérée comme idiopathique, les eaux de Bade rendent également d'excellents services. Dans ces circonstances elles doivent être administrées en boisson, à dose un peu élevée, en bains généraux prolongés et en douches en pluie appliquées sur la région lombaire. Sous l'influence du traitement hydro-minéral, les urines se modifient, le sédiment, qui augmente souvent dans les premiers jours de la cure, devient peu à peu moins abondant et finit même quelquefois par disparaître complétement. Nous faisons toutefois remarquer qu'une maladie qui presque toujours est l'expression d'une constitution spéciale de l'organisme, le résultat d'habitudes hygiéniques particulières, ne saurait s'évanouir en quelques semaines; qu'elle exige, au contraire, pour sa guérison radicale, un traitement bien dirigé, suivi pendant plusieurs années consécutives.

Le *catarrhe vésical*, lorsqu'il ne se lie pas à la présence d'un calcul, rentre aussi dans la sphère d'action de nos eaux. Les personnes affectées de cette maladie, si commune parmi les vieillards, accusent presque toujours un sentiment de pesanteur à la région hypogastrique ou au périnée; en outre elles éprouvent des besoins fréquents d'uriner. Les urines sont rendues tantôt troubles, tantôt elles offrent pendant l'émission la couleur normale, mais dans l'un et l'autre cas l'examen microscopique y révèle la présence de globules de pus et de masses d'épithélium pavimenteux, provenant de la membrane muqueuse de la vessie. Presque toujours aussi les urines se séparent par le refroidissement en deux couches : l'une superficielle et tout à fait liquide ; l'autre, existant au fond du vase, tremblotante, visqueuse et offrant la plus grande analogie avec l'albumine de l'œuf. Généralement les fonctions digestives se font mal, et on conçoit aisément que les pertes incessantes causées à l'organisme par la formation du pus ne peuvent manquer de retentir défavorablement sur la nutrition et l'assimilation.

Sous l'influence du traitement hydro-thermal, consistant dans l'emploi de l'eau à l'intérieur, en bains généraux prolongés, en bains locaux, et si l'état du malade le réclame, en injections intra-vésicales, les phénomènes morbides ne tardent pas à se modifier. D'ordinaire, après quelques semaines de traitement, les urines sont rendues plus claires, le pus qu'elles renfermaient diminue de proportion, les envies d'uriner deviennent moins fréquentes, les sensations douloureuses cessent, l'état général s'améliore et les forces qui reviennent permettent aux malades de se livrer à un exercice modéré et salutaire dans les bois nombreux dont notre station est si richement dotée.

B. *Métrite chronique. Leucorrhée. Aménorrhée. Dysménorrhée.* Les eaux de Bade peuvent trouver une application utile dans la métrite chronique simple, avec ou sans engorgement et induration du col, ainsi que dans la métrite chronique ulcéreuse et granulée. En ces cas la malade doit se soumettre pendant plusieurs semaines à une cure séro-lactée ou faire usage de l'eau minérale additionnée de sel de Carlsbad, afin de régler, par une dérivation continue sur le canal intestinal, la circulation dans les vaisseaux sanguins du bassin et de dégorger les tissus qui sont le siége de la stase sanguine. La malade fera en outre un fréquent usage de bains de siége tièdes prolongés, à l'effet de tenir l'organe malade en contact avec l'eau minérale. S'il existe des érosions sur les lèvres du col utérin, on associera à la médication thermale la cautérisation au moyen du nitrate d'argent. Sous l'influence du traitement, les forces générales s'améliorent, les douleurs lombaires et hypogastriques disparaissent et la sécrétion morbide de même que l'engorgement se modifie dans le sens de la guérison. L'eau minérale refroidie sous forme de bains de siége est opposée avec succès à divers symptômes accompagnant assez souvent la métrite chronique, tels que le prurit et l'érythème de la vulve, l'hypéresthésie du vagin, l'eczéma des grandes lèvres, l'érythème du périnée et celui de la face interne des cuisses provoqués par l'écoulement leucorrhéique.

La leucorrhée liée à un relâchement de la muqueuse vaginale, reconnaissant pour cause principale ce *malaria urbana*, dont l'influence s'exerce dans les grandes villes, est avantageusement modifiée par l'application topique des eaux de Bade. Les douches vaginales donnent du ton et de la vitalité à la muqueuse relâchée et en modifient la sécrétion exagérée.

Les eaux de Bade trouvent encore une application utile dans les cas où les règles sont retardées ou peu abondantes chez les jeunes filles, alors que cette fonction nouvelle de la sphère génitale n'est pas encore

complétement établie. Elles conviennent de même lorsque le flux menstruel se trouve supprimé chez des
femmes d'habitude bien réglées et que l'aménorrhée
reconnaît pour cause une anémie consécutive à un
long état de souffrance. Dans les cas de ce genre, nos
eaux, en vertu de leurs propriétés toniques et reconstituantes, exercent une double action sur l'économie.
Elles activent ou rétablissent le flux menstruel en
amenant une légère stimulation de l'utérus et de l'organe présidant à l'ovulation, tout en relevant les fonctions digestives, presque toujours dérangées chez ces
sortes de malades.

Les femmes qui éprouvent les accidents précurseurs,
concomitants ou consécutifs d'une ménopause difficile, trouvent encore dans l'emploi judicieux des eaux
de Bade un excellent agent pour alléger les souffrances
inhérentes à l'involution fatale des organes de la géné-
ration.

C. *Corps fibreux de l'utérus.* On a souvent posé la
question si les eaux chlorurées sodiques peuvent exercer une action résolutive sur les tumeurs fibreuses de
l'utérus. Pour ce qui concerne nos eaux en particulier,
nous avouerons volontiers qu'il n'est pas suffisamment
démontré par l'expérience que le volume des tumeurs
se réduise sensiblement sous l'influence du traitement
thermal. Mais il n'en est pas ainsi des symptômes concomitants; ceux-ci, en effet, sont souvent avantageusement modifiés par nos eaux. Ainsi les phénomènes de compression déterminés par la pesanteur de
ces tumeurs, se traduisant par des stases sanguines,

des hyperémies, des ménorrhagies et autres troubles fonctionnels de l'organe malade, diminuent; les coliques utérines, d'ordinaire si violentes lors des époques menstruelles et les métrorrhagies qui les accompagnent si fréquemment, disparaissent souvent pour longtemps à la suite d'une cure bien dirigée. Aussi est-ce principalement dans ce but, c'est-à-dire à l'effet d'obtenir la détumescence de l'utérus engorgé, que les gynécologistes les plus renommés adressent chaque année des cas de ce genre à notre station. L'observation que la nature du mal réclame presque toujours un traitement suivi pendant plusieurs années consécutives, n'empêche pas ces praticiens de mettre à profit l'action palliative d'une eau thermale qui, outre de jouir de la propriété d'enrayer le développement des tumeurs, amende si sensiblement les troubles des malades, qu'aucune ne quitte la station sans éprouver un sentiment de vive satisfaction.

IV. *Maladies de l'appareil locomoteur.*

Rhumatisme chronique. Paralysie rhumatismale. Tous les établissements thermaux ont la prétention de combattre efficacement le rhumatisme chronique, tous s'attribuent l'honneur de guérisons merveilleuses. Ces résultats n'auront plus lieu de nous étonner, si nous rapprochons par la pensée la vertu révulsive du calorique de la cause probable du rhumatisme. Bon nombre de praticiens, en effet, ne voient dans le rhumatisme musculaire qu'une irritation nerveuse, suite de modifications éprouvées par la circulation capillaire dans les parties affectées. Or quel moyen plus efficace pour combattre une stase sanguine, que le dégorgement des vaisseaux, et comment obtenir celui-ci d'une manière plus sûre que par l'appel du sang à la périphérie du corps, moyennant le calorique du bain?

La théorie invoquant l'irritation des fibrilles nerveuses qui s'irradient dans les muscles, comme cause première du rhumatisme chronique, quoiqu'elle ne soit pas généralement admise, n'en est pas moins très-satisfaisante; elle explique, mieux que toute autre, un symptôme caractéristique de la maladie : la douleur, qui en dernier lieu se rattache toujours à une irritation des nerfs. Pour bien faire comprendre ce rapport de cause à effet, nous citerons le passage suivant tiré du remarquable ouvrage de M. Virchow[1]. « Sur le trajet d'un tronc nerveux il se forme dans le névrilemme, tantôt sur un point circonscrit, tantôt dans une certaine étendue, une hyperémie, reconnaissant pour cause une distension des vaisseaux capillaires artériels ou veineux qui s'y distribuent. Les vaisseaux gonflés irritent d'une manière mécanique les fibres nerveuses sensibles renfermées dans le névrilemme et provoquent la douleur, qui d'après la loi de la perception excentrique est ressentie dans les parties périphériques. Les diverses manières dont ces fibres irritées s'irradient à la périphérie du corps expliquent suffisamment la nature lancinante ou déchirante des douleurs rhumatismales. Ainsi, la termi-

---

[1] *Handbuch der speciellen Pathologie und Therapie*, t. I, p. 498.

naison d'un tronc nerveux a-t-elle lieu suivant la direction d'une ligne droite, la douleur sera lancinante : elle suit pour ainsi dire le trajet du nerf. Si, au contraire, les fibres nerveuses se terminent d'une manière divergente, sur une surface plus ou moins plane, les douleurs revêtiront un caractère déchirant etc. Quelle que soit la partie de l'économie où un rhumatisme se développe, que ce soit dans les gaînes des muscles ou des tendons, dans ceux des vaisseaux sanguins ou dans le périoste, partout les choses se passent de la même manière, partout l'hyperémie doit être considérée comme formant la base de la maladie. Il est vrai que l'on ne peut guère démontrer d'une manière directe l'état hyperémique du névrilemme, ni l'injection des gaînes des muscles dans le rhumatisme musculaire. Ces hyperémies sont passagères et disparaissent après la mort sans laisser la moindre trace. Il n'y a absolument que l'analogie pour parler en leur faveur. Mais quelle raison y aurait-il pour ne pas admettre ces hyperémies passagères dans le névrilemme et dans les gaînes des muscles, lorsque nous voyons ces phénomènes se manifester journellement du côté de la peau et des membranes muqueuses ? Et puis, ne rencontrons-nous pas souvent dans le rhumatisme chronique des exsudations et des épanchements fibrineux, manifestations qui indubitablement reconnaissent pour cause un mouvement inflammatoire ? »

Quoi qu'il en soit de cette théorie, l'expérience a démontré que les eaux thermales de Bade sont un excellent moyen contre le rhumatisme chronique sous toutes ses formes et dans toutes ses manifestations. Chaque année nous voyons arriver à notre station, de toutes les parties du grand-duché et de l'Alsace, un grand nombre de rhumatisants, dont la plupart, après quelques semaines de traitement, nous quittent complétement guéris. Que le rhumatisme soit localisé ou erratique; qu'il affecte un ou plusieurs muscles; qu'il se soit fixé sur une ou plusieurs articulations; que celles-ci soient le siége d'un engorgement ou d'une roideur, reconnaissant pour cause une exsudation dans le tissu cellulaire environnant, les eaux de Bade sont indiquées et ne manquent presque jamais de produire un effet rapide. Elles sont encore utilement conseillées dans les névralgies liées à une cause rhumatismale, comme les névralgies faciales et intercostales, mais surtout dans les sciatiques consécutives à un refroidissement subit ou prolongé.

Le traitement variera suivant l'ancienneté et le siége du mal. Lorsque le rhumatisme est simple et récent, les grands bains d'eau minérale, suivis de douches, suffisent généralement pour obtenir la guérison. Il n'est même pas rare de voir des rhumatismes musculaires anciens céder à ces moyens, surtout lorsque les bains d'eau minérale pure sont pris alternativement avec des bains de bourgeons de sapins. Mais lorsque la maladie dure depuis longtemps et qu'il existe des contractures ou des gonflements péri-articulaires, que ces derniers soient devenus complétement indolores ou que la douleur se réveille, soit sous l'influeuce des changements de température, soit par certains mouvements auxquels se prête le membre malade, il est utile d'avoir recours aux bains de vapeur ou mieux encore aux bains russes.

Sous l'influence de ce puissant moyen balnéo-thérapique, les muscles recouvrent insensiblement leur contractilité, les membres s'assouplissent et les articulations malades reprennent progressivement leur jeu. Lorsque les contractures sont très-anciennes, et qu'il existe des concrétions autour des articulations, il est utile d'employer, comme accessoire des bains de vapeur, des douches très-chaudes sur la région déformée à l'effet d'y entretenir un certain degré d'irritation, favorable à la résorption des produits morbides.

Dans les paralysies *sine materia* qui surviennent par une influence rhumatismale, hystérique, chlorotique ou toxique, les eaux de Bade sont encore indiquées, et c'est l'administration externe, en bains généraux et en douches, qui convient surtout dans ces cas.

En terminant, nous ne pouvons passer sous silence un phénomène qui se produit quelquefois pendant le traitement thermal et qui pourrait effrayer les malades. Il est bon de les avertir que souvent, sous l'influence des premiers bains, les douleurs se déclarent ou s'éveillent plus fortes. Cet orage, parfois assez vif, n'oblige cependant pas à suspendre le traitement; car bientôt le calme renaît et une amélioration sensible ne tarde pas à rassurer le baigneur sur le succès de la cure.

V. *Maladies de l'appareil tégumentaire.*

Les eaux de Bade ont une action curative bien reconnue contre les dermatoses qui ne sont pas trop anciennes, que les manifestations de la peau soient subordonnées à la diathèse scrofuleuse ou à la diathèse herpétique. Les formes les plus heureusement modifiées sont: l'eczéma, le pityriasis, le lichen et le psoriasis. C'est le traitement externe qui convient surtout dans ces cas. Il consiste en bains généraux prolongés, en douches générales ou locales d'une température plus ou moins élevée, selon la nature du mal et la sensibilité du malade. Le médecin qui dirige la cure jugera s'il convient de rendre l'eau minérale plus stimulante par l'addition d'une quantité plus ou moins considérable de sel ou d'eau-mère de Kreuznach. Si l'affection est très-ancienne, il convient d'avoir recours en même temps aux bains russes, et les malades qui arrivent dans ces conditions doivent savoir que la durée de leur cure ne saurait être fixée d'avance, qu'ils doivent rester à la station quelquefois plusieurs mois, et qu'il est utile de continuer le traitement encore pendant un certain temps après la guérison accomplie, pour se garantir contre les rechutes habituelles.

CHAPITRE VI.

MODES D'ADMINISTRATION DES EAUX DE BADE.

L'administration des eaux comprend : la boisson, les bains et les douches d'eau, les injections, les inhalations et les bains de vapeur. D'ordinaire plusieurs de ces moyens sont employés ensemble, mais on ne peut d'avance tracer une règle générale, une méthode à suivre : l'expérience et les lumières d'un médecin sont indispensables pour dicter le traitement et en surveiller l'emploi. Nous ne donnons ici que les détails généraux, nécessaires pour diriger les malades qui viennent à Bade et leur faire connaître les différents modes d'administration des eaux.

Boisson. L'eau thermale se boit tantôt pure, tantôt coupée de lait ou de petit-lait, ou additionnée de sels minéraux, selon les indications. C'est le matin à jeun qu'elle produit son meilleur effet, parce que à ce moment de la journée la vacuité des premières voies favorise l'absorption des principes fixes et aqueux de l'eau. On en prend de deux à quatre verres, divisés en intervalles de quinze à vingt minutes, qu'il est bon d'employer, quand on n'est pas retenu au lit, à un exercice modéré. Les coteaux riants qui avoisinent la Trinkhalle vous invitent à la promenade : on respire là un bon air, on jouit de la musique de l'excellent orchestre de M. Kœnnemann. On cause dans la belle allée de châtaigners qui conduit à la maison de Conversation. Le moment de boire son second ou son troisième verre arrive bien vite et la matinée s'écoule agréable et rapide. S'il pleut, le péristyle de la Trinkhalle offre aux buveurs un abri délicieux et gai.

L'eau minérale, qui à sa sortie du griffon a une température de 55°, est presque toujours bue sans dégoût et sans répugnance; rarement il est besoin de la laisser

refroidir de quelques degrés. Quand on la coupe avec
du lait ou du petit-lait, c'est ordinairement dans la proportion d'un tiers de ces substances sur deux tiers d'eau
thermale. Ce mélange, qui a des propriétés à la fois
toniques et reconstituantes, convient surtout aux personnes douées d'une nature irritable, chez lesquelles
l'eau minérale pure pourrait faire craindre un mouvement fébrile ou une surexcitation générale. Il est surtout indiqué dans la première période de la phthisie
pulmonaire, où les malades sont sans cesse sous l'im-
minence des hémoptysies. Comme la quantité des chlorures contenus dans l'eau de Bade est trop minime
pour produire un effet purgatif lorsqu'elle est prise à la
température de la source et à dose moyenne, il est
d'usage depuis longtemps, dans le traitement de certaines affections, de rendre l'eau plus laxative par l'addition de divers sels minéraux, comme le sulfate de
soude, le sulfate de magnésie ou le sel de Carlsbad. Ce
dernier sel, dont on se sert le plus souvent, n'est autre
chose que le résidu de l'évaporation de l'eau de la
source *Sprudel* de Carlsbad, et renferme par conséquent tous les principes minéralisateurs de cette source,
dont les représentants les plus actifs sont : le sulfate
de soude et le carbonate de soude. Ce précieux et utile
adjuvant est tiré directement de Carlsbad par la com-
mission des bains, et se vend, dosé en paquets de 2 et
de 4 grammes, à la Trinkhalle et chez les pharmaciens.
On a recours à cette dernière combinaison dans les affections où il convient de produire une révulsion sur le
canal intestinal, comme dans l'engorgement du foie,

dans la pléthore abdominale, les obstructions de la veine-porte, les troubles dans la sphère digestive ou utérine. Beaucoup de médecins cependant aiment mieux administrer l'eau thermale sans addition de sel, et pour obtenir la révulsion désirée, conseillent à leurs malades de prendre le soir avant de se coucher un verre d'eau de Friedrichshall. Dans le traitement de la goutte, quelques praticiens, s'inspirant de la théorie de Garrod touchant cette affection, conseillent de préférence l'usage de la *Murquelle*, la plus riche en chlorure de lithium de toutes les sources de Bade, dont l'eau se prend tantôt pure, tantôt additionnée d'une quantité plus ou moins grande de carbonate de lithine. Un honorable confrère, guidé par des motifs analogues, a l'habitude, dans le traitement des affections scrofuleuses et de certains états chloro-anémiques, de rehausser l'action de l'eau thermale par l'addition de petites quantités de lactate de fer. Nous suspendrons notre jugement sur ces médications nouvelles jusqu'à ce que notre propre expérience nous ait permis d'en apprécier la valeur.

Beaucoup de malades croient que l'eau minérale prise à la source même est préférable et plus active que celle que l'on distribue à la Trinkhalle, où elle n'arrive qu'après avoir perdu quelques degrés de sa température originelle. C'est un préjugé auquel les personnes qui en sont imbues sacrifieront sans inconvénient, si toutefois l'état de leurs forces ne s'y oppose pas.

Dans les états pathologiques qui réclament l'emploi des eaux deux fois par jour, le malade boit ordinairement le nombre de verres prescrit pour le soir, quelques' heures avant le souper. Ceux qui ne peuvent se transporter le matin à la source, pourront prendre leur eau sans quitter leur appartement, ni même leur lit, pourvu qu'ils mettent des intervalles plus grands entre chaque verre : une demi-heure à quarante minutes environ. Dans ces cas on envoie chercher l'eau à la source principale avec les précautions nécessaires, afin qu'elle ne perde pas de sa chaleur.

Bains d'eau. Les bains sont chauds, tempérés ou froids. L'eau minérale qui les constitue s'emploie tantôt pure, tantôt additionnée de substances médicamenteuses, d'eau-mère, de préparations martiales, de chlorure de sodium, de carbonate de soude etc. Le degré de chaleur auquel les bains sont administrés, ainsi que leur durée, varie selon la forme et l'ancienneté de la maladie et le tempérament et l'idiosyncrasie du malade. Les eaux de Bade étant trop chaudes pour être administrées à leur température originelle, on les laisse refroidir pendant la nuit dans des réservoirs *ad hoc* qui se trouvent dans presque tous les hôtels possédant des établissements de bains. Elles y perdent une certaine partie de leur calorique sans rien perdre de leurs propriétés. Si l'état du malade réclame des bains tempérés ou frais, on laisse l'eau refroidir de nouveau dans la baignoire, ou on la mélange avec de l'eau ordinaire, selon les indications. C'est à cette dernière combinaison qu'on a presque toujours recours au commencement de la cure, surtout chez les personnes douées d'une grande sensibilité nerveuse, pour les habituer graduellement à l'eau minérale pure.

Toutes les heures sont bonnes pour prendre des bains, pourvu qu'on s'astreigne aux règles que prescrit l'état de l'estomac. Cependant la matinée est généralement préférée. C'est que dans l'état de calme des premières heures de la journée, l'économie est plus facilement impressionnée par l'action du bain, que dans l'après-midi, où il existe toujours une certaine surexcitation, provoquée soit par le travail de la digestion, soit par le mouvement qu'on a pris ou les impressions qu'on a pu recevoir. On n'a cependant pas de tous temps pensé ainsi. Quelques auteurs rapportent, en effet, que les anciens prenaient leurs bains après le repas sans qu'il en résultât d'accidents; que c'était pour eux un raffinement de volupté gastronomique. On prétend même qu'Hippocrate et Celse approuvaient cette pratique et lui attribuaient la propriété de favoriser le développement de l'embonpoint. Ces vieilles autorités ont sans doute leur valeur, mais nous croyons plus sage de ne pas s'y conformer.

On ne prend jamais plus d'un bain par jour; beaucoup de personnes, trop excitables, n'en prennent même que tous les deux jours. Ceux dont l'état de santé réclame simultanément l'usage externe et l'usage interne de l'eau thermale, ainsi que ceux qui boivent une eau minérale étrangère, commenceront par se rendre à la Trinkhalle et ne prendront leur bain qu'un certain temps après l'ingestion de l'eau. L'intervalle sera fixé par le médecin, qui permettra, selon les cas, un léger déjeuner avant le bain. C'est au médecin qu'il appartient encore de fixer la durée du bain et le degré de température auquel l'eau doit être main-tenue.

Les bains tempérés ont généralement une température de 32 à 34° C. et les malades restent dans l'eau, en moyenne, trente minutes.

Les bains chauds sont de 36 à 40° C. et leur durée est de cinq à quinze minutes.

Pour les bains froids l'eau est refroidie à 28° et même à 25° C. Ils sont en général de quinze à vingt minutes.

La balnéation pendant la période menstruelle ne doit pas être proscrite d'une manière absolue. Sous certaines conditions elle peut être pratiquée.

Douches d'eau. Les douches constituent un moyen hydrothérapique qui tient à la fois de la friction, du massage et de la flagellation. Sous le rapport de leur température, les douches sont tempérées, chaudes ou très-chaudes; dans leur application, elles sont générales ou locales; elles sont percutantes, résolutives ou révulsives dans leur action. Elles s'administrent de une à dix minutes selon leur température, leur diamètre et leur force de projection. A Bade presque tous les cabinets de bains contiennent les ajutages nécessaires à l'administration des douches en pluie, en arrosoir et en piston.

Les douches locales résolutives sont administrées de préférence avant le bain; celles de réaction le sont après le bain.

Injections. Les injections sont résolutives ou congestives, selon le degré de température de l'eau thermale qui les constitue. Les premières ont pour objet de combattre la leucorrhée, les engorgements et les ulcérations du col de l'utérus. Les secondes s'adressent à l'aménorrhée, à la dysménorrhée. Comme l'action congestive de l'eau thermale peut provoquer facilement des hémorrhagiés, il faut procéder avec prudence, surveiller soigneusement l'emploi des injections et les suspendre à la première apparition des symptômes hémorrhagiques.

Inhalations de vapeur. Les inhalations ainsi que les bains de vapeur se prennent au *Dampfbad* (bâtiment des étuves), situé près de l'église paroissiale, en face de l'ancienne galerie des buveurs. L'établissement appartient au gouvernement. Il est construit sur la source *Ursprung*, dont les émanations spontanées alimentent les salles et les cabinets affectés au service des bains et des inhalations de vapeur. Les inhalations de vapeur, caractérisées par leur action sédative et hyposthénisante sur les fonctions pulmonaires, ont lieu dans une chambre spéciale, située au premier étage de l'établissement. Le malade s'assied dans cette chambre et y aspire les vapeurs de la source à leur sortie du tuyau conducteur, à travers des entonnoirs mobiles en fer-blanc. La durée ainsi que la température des inhalations, variable selon l'affection et la sensibilité du malade, devra toujours être fixée par le médecin qui dirige le traitement.

Bains de vapeur. Les bains de vapeur sont généraux ou locaux. Les premiers se prennent dans des cages de bois qui enferment tout le corps en laissant la tête libre et qui, au moyen de tuyaux, sont mises en communication avec la source. Pour les bains locaux il existe des appareils spéciaux, dans lesquels les membres peuvent être soumis à l'action de la vapeur. Les bains de vapeur se prennent d'ordinaire dans la matinée, une heure environ après le déjeuner; leur durée varie entre dix et quarante minutes.

Bains russes. Ces bains sont administrés dans les étuves. Il y en a deux au premier étage du *Dampfbad*, l'une destinée aux hommes, l'autre aux dames. La vapeur qui s'y répand provient de deux réservoirs établis au rez-de-chaussée de l'établissement et alimentés par la source principale. Dans l'étuve des hommes, qui est la plus chaude, la température de la vapeur, à sa sortie des tuyaux conducteurs, est de 58° C., celle de l'étuve varie entre 43 et 50° C. selon la hauteur où l'on place le thermomètre.

Voici le procédé habituellement suivi dans l'administration des bains russes. Après avoir déposé ses vêtements dans l'antichambre, le baigneur passe immédiatement dans l'étuve et s'étend horizontalement, la tête un peu élevée, sur le premier gradin, où la température est la plus basse (43 à 45° C.). Les personnes impressionnables, qui à leur entrée dans l'étuve éprouvent de la céphalalgie, de l'oppression ou des vertiges, combattent avantageusement ces malaises céphaliques et pulmonaires en plaçant devant la bouche une éponge humide, ou en se mouillant la partie supérieure de la face avec de l'eau froide. La soif que ressentent d'ordinaire les personnes novices pendant les premiers bains est facilement apaisée au moyen de quelques gorgées d'eau fraîche.

Lorsque le baigneur a été ainsi exposé pendant dix à quinze minutes à l'action de la vapeur, qui se condense sur le tégument sous forme de gouttelettes, et que les fonctions cutanées ont été légèrement stimulées, le maître-baigneur préposé à cet effet lui savonne toute la surface du corps et frictionne la peau à l'aide d'une brosse ou d'un morceau de flanelle, objets qu'il remplace au bout d'un certain temps par des branches de bouleau, avec lesquelles il fustige légèrement toutes les parties du corps et spécialement les points douloureux. La flagellation a pour but d'activer la circulation à la périphérie du corps, de désobstruer les orifices des glandes sudoripares, de déterger la peau et d'en augmenter la perméabilité. Ces conditions remplies, le baigneur doit rester sous l'influence de la vapeur jusqu'à ce qu'il éprouve une oppression et un malaise tels, qu'il lui devient impossible de prolonger son séjour dans l'étuve, à moins d'être soumis à une réfrigération. Ce moment arrivé, il quitte l'étuve et passe dans un cabinet attenant, où il est soumis debout à une douche froide tombant en pluie fine sur tout le corps. On est obligé de choisir cette position du baigneur parce que l'établissement n'est pas encore muni de sommiers imperméables, permettant d'appliquer la colonne d'eau sur les muscles dans un relâchement complet.

La température, ainsi que la durée de la douche, varie selon l'indication qu'elle a pour but de remplir. Cherche-t-on à produire une action altérante ou résolutive, la douche devra être d'une température assez basse (+ 5 à 10° C.) et sa durée ne dépassera pas cinq à six secondes. En outre, l'eau devra percuter le corps avec une certaine force. Il importe dans ces cas de provoquer une réaction vive et forte, effet qui ne saurait être obtenu qu'au moyen d'une action brusque et énergique.

Si c'est au contraire un effet sédatif que l'on recherche, l'eau sera plus ou moins dégourdie (de 15 à 20° C.), et la durée de la douche variera de quelques secondes à deux minutes selon la susceptibilité du sujet. Comme la sédation n'est obtenue que moyennant la soustraction d'une quantité de calorique impossible dé déterminer d'avance, le meilleur guide est la sensibilité du baigneur, et la douche devra être continuée jusqu'à ce qu'il se sente complétement soulagé avec un sentiment marqué de bien-être.

La passage brusque de la température élevée de l'étuve à celle relativement basse de la douche (15° C.) provoque d'ordinaire un frissonnement général, une sorte d'angoisse à la région diaphragmatique et une contraction spasmodique de la glotte, phénomènes qui seront combattus avantageusement par des mouvements lents d'inspiration et d'expiration. Les personnes douées d'une grande impressionnabilité rendront le premier choc de la douche moins pénible en se croisant les bras sur la poitrine.

L'application de la douche ne termine cependant que le premier temps dans l'administration du bain russe. Dans la plupart des cas, en effet, le baigneur rentre dans l'étuve pour s'exposer de nouveau aux émanations de la source, cette fois-ci à une hauteur plus élevée, sur le second ou le troisième gradin, milieu d'une température de 45 à 50°C. Là le corps, refroidi par l'application réfrigérante de la douche, se réchauffe de nouveau. L'orgasme de la peau, dont les fonctions ont été stimulées par l'action de l'eau froide, augmente, une sueur abondante coule à travers tous les pores. Le pouls, qui s'accélère de plus en plus, s'élève quelquefois à 160 pulsations par minute, la face se congestionne, les carotides battent fortement, la respiration devient de plus en plus difficile, un moment arrive où les muscles de la vie de relation n'obéissent plus qu'imparfaitement à la volonté, et où une anxiété générale oblige le baigneur de se retirer s'il ne veut tomber en syncope. Il sort de l'étuve pour se placer de nouveau sous la douche qui, cette fois, loin d'être pénible, lui procure un sentiment de bien-être tel, qu'il ne la quitte qu'à regret. Le maître-baigneur l'attend dans l'antichambre et le recouvre d'un drap chaud, dont il l'essuie.

Ici le malade a deux façons d'agir, selon que le médecin lui a ordonné le bain russe proprement dit ou le bain russe *à l'allemande*. Dans le premier cas, après s'être tranquillement habillé, il s'étend sur un lit disposé à cet effet, pour attendre pendant une dizaine de minutes le ralentissement de la circulation, prend au besoin, selon son désir, un bouillon ou un verre de vin, après quoi il se rend à son hôtel pour s'y reposer pendant quelques heures.

Dans le second cas, lorsque les bains russes ont été ordonnés *à l'allemande*, le baigneur, à son arrivée dans l'antichambre, n'y est essuyé que pour être soumis à une sudation supplémentaire. A cet effet, il est enveloppé par le maître-baigneur d'une couverture de laine sèche et se couche horizontalement. Il reste dans cette position, la tête couverte d'un linge chaud, en attendant patiemment la sueur, qui d'ordinaire ne tarde pas à se manifester. L'irruption en est facilitée par l'ingestion de petites quantités d'eau fraîche, bues à plusieurs reprises, à quelques minutes d'intervalle. En moyenne, trente minutes suffisent pour amener une transpiration abondante; après quoi le malade quitte la couverture de laine et s'enveloppe d'un drap chaud, à l'effet de se sécher et de bien essuyer son corps. Dans la plupart des cas tout se termine là. Cependant certaines affections réclament que le malade, après s'être débarrassé de ses couvertures, rentre de nouveau dans l'étuve, pour s'y exposer une dernière fois, mais quelques minutes seulement, à l'action de la vapeur, et qu'il reçoive une douche finale de quelques secondes, à l'effet de contracter les orifices cutanés des glandes sudoripares, avant de se retirer. D'un autre côté il est évident que le procédé que nous venons de décrire est susceptible d'une infinité de modifications qu'il est impossible d'indiquer d'avance. Il suffira de dire que la température et la durée du bain, de même que le nombre et la durée des douches, doivent s'adapter à l'âge, au sexe, au tempérament et à la sensibilité du malade et varier selon la forme et l'ancienneté de la maladie.

Le bain russe exige un emploi judicieux. L'homme de l'art qui par expérience connaît l'action de ce puis-

sant moyen balnéologique et les modifications dont il
est susceptible, est seul en état d'en régler la marche,
et nous donnons aux malades le conseil prudent, de
consulter un médecin de la localité, avant de commen-
cer un traitement de ce genre, qui demande beaucoup
de circonspection, un contrôle sévère et une surveillance de tous les instants.

CHAPITRE VII.

INSTALLATION ET ORGANISATION DES MOYENS BALNÉOLOGIQUES.

Il n'existe point à Bade d'établissement central de
bains, à moins qu'on ne donne ce nom au *Dampfbad*.
Plusieurs hôtels possèdent des cabinets de bains où se
trouve réuni tout le confort désirable. L'eau thermale
prise à la source y est conduite au moyen de tuyaux.
On compte 195 baignoires à la disposition des hôtes
de Bade; elles sont en porcelaine ou en strass, généralement incrustées dans le sol. A chacune il existe
trois robinets, donnant à volonté: l'eau minérale à sa
température native, l'eau minérale refroidie et l'eau de
rivière. On trouve aussi presque partout au-dessus des
baignoires un appareil à douche.

Les hôtels qui ont des établissements de bains sont:

	Cabinets.	Baignoires.
La Cour-de-Bade	22	25
La Cour-de-Darmstadt	33	35
L'Ange	7	8

	Cabinets.	Baignoires.
Le Cerf	16	20
Le Lion-Baldreit	21	24
Les Bains ferrugineux	12	12
Les Bains Stéphanie	20	24
La Cour-de-Zæhringen	16	16
Le Bain des Pauvres	16	16

Les deux galeries des eaux, l'ancienne comme la nouvelle, sont des lieux charmants de réunion, permettant par tous les temps la circulation et la promenade. La première est située près de l'église paroissiale, presque en face de la source principale. C'est un portique à deux rangs de colonnes doriques et d'une longueur de 30 mètres. De là on domine la ville, et la vue s'étend sur toutes les montagnes qui ferment l'horizon.

La nouvelle galerie est construite à côté de la Maison de Conversation. Son portique a 80 mètres de longueur sur 10 de largeur et est soutenu par dix colonnes d'ordre corinthien. Le fond est orné de fresques représentant l'histoire et la légende du pays de Bade. La Trinkhalle proprement dite est une vaste salle carrée, richement décorée; une colonne de marbre rouge de Nassau en soutient audacieusement la voûte élevée. De cette colonne l'eau thermale jaillit avec abondance pour être distribuée aux buveurs.

Par les soins de l'administration on trouve aussi dans l'établissement plusieurs eaux minérales étrangères: les eaux d'Antogast, de Carlsbad, d'Eger, d'Ems, de Fachingen, de Freiersbach, de Friedrichshall, de Griesbach, de Hombourg, de Kissingen, de Krankenheil, de Langenbrücken, de Marienbad, de Petersthal, de Püllna, de Pyrmont, de Rippoldsau, de Saidschütz, de Schwalbach, de Selters, de Soden, de Spa, de Soultz-bach, de Soultzmatt, de Vichy, de Weilbach et de Wildung.

On fait à Bade un grand usage de petit-lait de chèvre; il s'en boit environ 35,000 verres par saison. Aussi a-t-on réservé dans l'établissement un vaste salon où tous les matins un berger d'Appenzell porte le produit de son nombreux troupeau. La distribution se fait de cinq à neuf heures. Le vacher lui-même préside à la fabrication du petit-lait dans un établissement spécial, créé en 1850 par l'administration des eaux. Cet établissement, connu sous le nom de *Molkenanstalt*, est situé à quinze minutes environ de la ville, sur ces fraîches collines que l'on aperçoit au fond du charmant vallon du *Salzgraben*. Aux alentours cent chèvres blanches, sans cornes (race suisse), destinées à produire le lait, paissent en liberté dans de vastes prairies, parsemées de bois et de taillis, d'une superficie de 60 arpents. Au pied de ces collines est le corps de bâtiment destiné à la fabrication spéciale du petit-lait.

Le *Dampfbad* (bâtiment des étuves), bel édifice situé près de l'église paroissiale, est la propriété du gouvernement. Il est construit immédiatement au-dessus de la source *Ursprung*, dont l'eau, à sa sortie du rocher, a une température de 66° C. Les vapeurs thermales émanant de cette source sont conduites à l'aide de tubes en verre dans les étuves et les cabinets affectés au service des bains et des inhalations de vapeur. Le bâtiment se compose de deux étages. Le premier étage est ainsi divisé :

1° Deux étuves, l'une destinée aux hommes et l'autre aux femmes.

2° Deux cabinets de douches attenants aux étuves. Les parois intérieures de ces quatre pièces sont complétement recouvertes de carreaux de faïence blanche émaillée.

3° Deux antichambres.

4° La chambre du maître-baigneur.

5° Un cabinet spacieux affecté aux inhalations et aux douches locales (bras, jambes, yeux), et muni de tous les appareils nécessaires. Les parois intérieures sont tapissées comme les cabinets de douches.

6° Un autre cabinet disposé pour les bains de vapeur en caïsse; ces deux dernières pièces sont attenantes à une chambre de repos, meublée avec tout le confort désirable.

7° Cinq chambres à la disposition des personnes désirant être logées à l'établissement.

Au second étage se trouvent :

1° Deux cabinets affectés au service des bains de vapeur en caisse.

2° Un cabinet pour les bains locaux de vapeur. Ils sont précédés d'une petite pièce servant de chambre de repos et dans laquelle est dressé un lit.

Les cabinets de douches sont attenants aux étuves, avec lesquelles ils communiquent. L'antichambre du côté des hommes forme un vaste hémicycle, divisé en huit compartiments avec autant de lits, et sert en même temps de vestiaire et de pièce de repos.

L'antichambre destinée aux dames est de beaucoup moins grande et ne possède qu'un seul lit.

Les vapeurs qui alimentent l'étuve des hommes émanent d'un réservoir particulier; l'étuve des dames et les cabinets affectés aux bains en caisse les reçoivent d'un réservoir commun. L'étuve des hommes est garnie de quatre gradins superposés. La température au niveau du gradin supérieur est de 52° C. environ, au niveau des deux moyens elle est de 48 à 50° C., et au niveau du gradin inférieur de 42 à 45° C. L'étuve des dames n'a que deux gradins et sa température peut être portée à 45° C. Les réservoirs qui alimentent les douches sont établis sous les combles de l'établissement.

On se plaint beaucoup de l'insuffisance de l'aménagement des bains russes à notre station et on a raison; ils sont assez incomplets. Vu l'emploi toujours croissant de ces bains, tant comme moyen hygiénique, que comme agent thérapeutique, il serait à désirer que le gouvernement fît établir six à huit cabinets particuliers, munis d'appareils à douches et affectés spécialement au service des bains russes.

TABLE DES MATIÈRES.

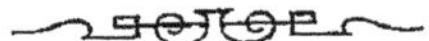